Mit freundlicher Empfehlung

S. Gleichmann D. Klaus F. W. Lohmann (Hrsg.)

Bluthochdruck

Wege und Ziele der Patienteninformation

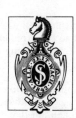

Springer-Verlag
Berlin Heidelberg New York London
Paris Tokyo Hong Kong Barcelona

Dr. med. Sigrid Gleichmann
Herzzentrum Nordrhein-Westfalen
Georgstraße 11
D-4970 Bad Oeynhausen

Prof. Dr. med. Dieter Klaus
Med. Klinik Mitte der Städtischen Kliniken Dortmund
Beurhausstraße 40
D-4600 Dortmund 1

Prof. Dr. med. Friedrich Wilhelm Lohmann
I. Innere Abteilung
Krankenhaus Neukölln
Rudower Straße 48
D-1000 Berlin 47

ISBN 3-540-52614-5   Springer-Verlag Berlin Heidelberg New York

Gesamtherstellung: Druckhaus Beltz, 6944 Hemsbach

2127/3140/543210 – Gedruckt auf säurefreiem Papier

Vorwort

Vom 15. bis 17. Dezember 1989 fand in Berlin ein Seminar der Sektion Patienten-information der Deutschen Liga zur Bekämpfung des hohen Blutdruckes statt. Das Thema dieses Seminars lautete „Bluthochdruck – Wege und Ziele der Patientenin-formation".

Die Beiträge dieser Tagung waren die Grundlage für die in diesem Buch gegebenen Darstellungen.

Allen, die an der Erstellung dieses Buches mitgewirkt haben, sei dafür sehr ge-dankt.

Oktober 1990   Die Herausgeber

Inhaltsverzeichnis

Autorenverzeichnis

Prof. Dr. med. *M. Anlauf*
Medizinische Klinik II, Zentralkrankenhaus Reinikenheide, Postbrookstraße,
2850 Bremerhaven

Prof. Dr. phil. Dr. med. habil. *H.-D. Basler*
Institut für Medizinische Psychologie, Philipps-Universität Marburg,
Bunsenstraße 3, 3550 Marburg

Dipl.-Psych. *Birgit Beisenherz*
Institut für Medizinische Psychologie, Philipps-Universität Marburg,
Bunsenstraße 3, 3550 Marburg

Prof. Dr. med. *M. Berger*
Abteilung für Stoffwechsel und Ernährung, Medizinische Klinik der Heinrich-
Heine-Universität, WHO-Collaborating Center for Diabetes, Moorenstraße 5,
4000 Düsseldorf

Dr. med. *F. Boldt*
Sport-Gesundheitspark Berlin e. V., Forckenbeckstraße 21, 1000 Berlin 33

Dr. med. *K. Breitkreuz*
Ambulante Medizinische Betreuung Berlin-Lichtenberg, Parkaue 37,
DDR-1156 Berlin

Ulrike Didjurgeit
Abteilung für Stoffwechsel und Ernährung, Medizinische Klinik der Heinrich-
Heine-Universität, WHO-Collaborating Center for Diabetes, Moorenstraße 5,
4000 Düsseldorf

Dr. med. *S. Ernst*
Kardiologische Klinik am Herzzentrum Nordrhein-Westfalen, Georgstraße 11,
4970 Bad Oeynhausen

Prof. Dr. med. *H. D. Faulhaber*
Zentralinstitut für Herz-Kreislauf-Forschung der Akademie der Wissenschaften
der DDR, Wiltbergstraße 50, DDR-1115 Berlin-Buch

Dr. phil. *V. Feldt*
Sport-Gesundheitspark Berlin e. V., Forckenbeckstraße 21, 1000 Berlin 33

Prof. Dr. med. *B. Fischer*
Fachklinik Klausenbach der LVA Baden, 7618 Nordrach-Klausenbach

Dr. med. *F. Frohnapfel*
Kantstraße 6, 6800 Mannheim 1

Prof. Dr. med. *U. Gleichmann*
Kardiologische Klinik, Herzzentrum Nordrhein-Westfalen, Georgstraße 11,
4970 Bad Oeynhausen

Dr. med. *Sigrid Gleichmann*
Verein zur Förderung med. Prävention und Rehabilitation e. V., Roonstraße 2,
4970 Bad Oeynhausen 1

Dr. med. *H. R. Gohlke*
Zentralinstitut für Herz-Kreislauf-Forschung der Akademie der Wissenschaften
der DDR, Wiltbergstraße 50, DDR-1115 Berlin-Buch

Dr. med. *U. J. Grüninger*
Institut für Sozial- und Präventivmedizin und Medizinische Poliklinik
der Universität Bern, Finkenhubelweg 11, CH-3012 Bern

Prof. Dr. med. *K. Hayduk*
Innere Abteilung, Marien-Hospital, Rochusstraße 2, 4000 Düsseldorf 30

Prof. Dr. med. *L. Heinemann*
Zentralinstitut für Herz-Kreislauf-Forschung der Akademie der Wissenschaften
der DDR, Wiltbergstraße 50, DDR-1115 Berlin-Buch

Dr. med. *H.-W. Hense*
Gesellschaft für Strahlen- und Umweltforschung, Institut für
Medizinische Informatik und Systemforschung, Arbeitsgruppe Epidemiologie,
Ingolstädter Landstraße 1, 8042 Neuherberg

Dr. med. *H.-M. Hüfler*
Pannierstraße 2–3, 1000 Berlin 44

H. Jeske
Institut für Dokumentation und Information, Sozialmedizin und öffentliches
Gesundheitswesen (IDIS), Westerfeldstraße 35/37, 4800 Bielefeld 1

Dr. med. *V. Jörgens*
Abteilung für Stoffwechsel und Ernährung, Medizinische Klinik der Heinrich-
Heine-Universität, WHO-Collaborating Center for Diabetes, Moorenstraße 5,
4000 Düsseldorf

Dr. med. *G. Kaluza*
Institut für Medizinische Psychologie, Philipps-Universität Marburg,
Bunsenstraße 3, 3550 Marburg

Prof. Dr. med. *D. Klaus*
Medizinische Klinik, Städtische Krankenanstalten Dortmund, Beurhausstraße
40, 4600 Dortmund 1

Dipl. Soz. *Ursula Kontner*
Sozial- und Arbeitsmedizinische Akademie Baden-Württemberg e. V.,
Rotebühlstraße 131, 7000 Stuttgart 1

Privat-Dozent Dr. med. *W. Langosch*
Benedikt Kreutz-Rehabilitationszentrum für Herz- und Kreislaufkranke
Bad Krozingen e. V., Südring 15, 7812 Bad Krozingen

Dr. med. *A. Liebermann*
Evangelisches Krankenhaus, 5070 Bergisch-Gladbach

Dr. rer. nat. *J. Listing*
Zentralinstitut für Herz-Kreislauf-Forschung der Akademie der Wissenschaften
der DDR, Wiltbergstraße 50, DDR-1115 Berlin-Buch

Prof. Dr. med. *F. W. Lohmann*
I. Innere Abteilung des Krankenhauses Neukölln, Rudower Straße 48,
1000 Berlin 47

K. P. Mellwig
Kardiologische Klinik am Herzzentrum Nordrhein-Westfalen, Georgstraße 11,
4970 Bad Oeynhausen

Dr. med. *Ingrid Mühlhauser*
Abteilung für Stoffwechsel und Ernährung, Medizinische Klinik der Heinrich-
Heine-Universität, WHO-Collaborating Center for Diabetes, Moorenstraße 5,
4000 Düsseldorf

Dipl.-Math. *W. Müller*
Zentralinstitut für Herz-Kreislauf-Forschung der Akademie der Wissenschaften
der DDR, Wiltbergstraße 50, DDR-1115 Berlin-Buch

Prof. Dr. med. *Th. Philipp*
Abteilung für Nieren- und Hochdruckkranke, Universitätsklinikum Essen,
Hufelandstraße 55, 4300 Essen 1

Dr. med. *Martina Pötschke-Langer*
Nationales Blutdruckprogramm, Berliner Straße 46, 6900 Heidelberg 1

Dr. phil. *E. Richter-Heinrich*
Zentralinstitut für Herz-Kreislauf-Forschung der Akademie der Wissenschaften
der DDR, Wiltbergstraße 50, DDR-1115 Berlin-Buch

G. Sassen
Loheide 35, 4800 Bielefeld 1

Dr. med. *P. Sawicki*
Abteilung für Stoffwechsel und Ernährung, Medizinische Klinik der Heinrich-
Heine-Universität, WHO-Collaborating Center for Diabetes, Moorenstraße 5,
4000 Düsseldorf

Dr. med. *Vera Scholz*
Abteilung für Stoffwechsel und Ernährung, Medizinische Klinik der Heinrich-Heine-Universität, WHO-Collaborating Center for Diabetes, Moorenstraße 5, 4000 Düsseldorf

Th. Strasser
World Hypertension League, 20, Avenue du Bochet, CH-1209 Geneva

J. Volmar
Kardiologische Klinik am Herzzentrum Nordrhein-Westfalen, Georgstraße 11, 4970 Bad Oeynhausen

Prof. Dr. med. *Ch. Weser*
Dr.-Salvador-Allende-Krankenhaus, Salvador-Allende-Straße 2–8, DDR-1170 Berlin

Geleitwort

D. Klaus

Liebe Kolleginnen,

liebe Kollegen,

im Namen des Vorstandes und der Sektion Arzt-Patienten-Information der Deutschen Liga zur Bekämpfung des hohen Blutdruckes möchte ich Sie sehr herzlich hier in Berlin begrüßen. Mein besonderer Gruß gilt den Kollegen aus der DDR. Wir alle freuen uns, daß der Austausch wissenschaftlicher Ergebnisse und die Zusammenarbeit nun wesentlich intensiver gestaltet werden können. Unser heutiges Symposium soll dazu dienen, Erfahrungen über Patienten-Information auszutauschen, die es uns ermöglichen, die praktische Arbeit auf diesem Gebiet zu verbessern. Die Deutsche Liga zur Bekämpfung des hohen Blutdruckes hat seit 1984 etwa 50 Arzt-Patienten-Seminare in größerem Rahmen in verschiedenen Städten der Bundesrepublik Deutschland durchgeführt. Diese Arzt-Patienten-Seminare sollen aber nur den Anstoß für die Verbreitung dieser Form der Patienten-Information in die Praxis sein. Unser Ziel ist, daß die Information über Ursachen, Behandlung und Vorbeugung von Herz-Kreislauf-Erkrankungen in Gruppenseminaren in der Praxis durch den niedergelassenen Kollegen selbst erfolgt. Die Deutsche Liga zur Bekämpfung des hohen Blutdruckes hat dafür eine Reihe von Materialien wie z.B. Organisationsvorschläge, Diapositiv-Vorlagen und Informations-Broschüren für die Patienten entwickelt. Für die Einführung in die Praxis ist aber noch viel Aufklärungsarbeit notwendig, insbesondere muß der Arzt selbst eine positive Bedeutung der Patienten-Information und Patienten-Motivation bei der Behandlung chronischer Krankheiten gewinnen. Ich hoffe, daß wir in diesem Symposium eine ganze Reihe von Anregungen gewinnen werden, auf welche Weise die Stimulation der Ärzte zur

Durchführung von Patienten-Seminaren besser als bisher erfolgen kann und welche praktischen Verbesserungen wir vornehmen müssen, um die Durchführung solcher Seminare zu erleichtern. Ich wünsche dem Symposium einen recht erfolgreichen Verlauf.

Grußwort der World Hypertension League

T. Strasser

Meine Damen und Herren,
vor einigen Wochen hatte ich die Aufgabe, die Sache der
Patienteninformation vor einem Gremium von Fachleuten zu
verteidigen. Es handelte sich, wie so oft, um Geld - für ein
internationales Projekt für die Förderung von Patienten-
führung und -information auf dem Gebiet der Hypertonie. Als
wir zu den Grundprinzipien des interaktiven Zusammenspiels im
Arzt-Patient-Verhältnis kamen (worüber Herr Kollege Grüninger
morgen sprechen wird), bemerkte einer der Teilnehmer ganz
bona fide: "Wozu brauchen Sie **dafür** ein Projekt? Dem
Patienten zuzuhören, ihn zu informieren, das macht normalerweise doch schon **jeder** Arzt."

Damit sind wir aber **in medias res** des Problems. Obwohl es
bestimmt auch solche Kollegen gibt, die intuitiv die besten
Wege der Patienteninformation zu wählen imstande sind, bedarf
diese Form therapeutischer Aktivität dennoch, erlernt, also
auch gelehrt zu werden, wie dies auch auf jedes andere ärztliche Handeln oder jede Fertigkeit, z.B. das Ermitteln einer
Anamnese, zutrifft. In unserem Zeitalter chronischer Erkrankungen dürfte der Patient nicht mehr das bloße **Objekt** der
Behandlung sein; er (oder sie) ist zu einem wesentlichen
Mitarbeiter ausgewachsen, der zusammen mit der Familie, dem
Arzt und dem Pflegepersonal an der Linderung und Bekämpfung
der meist lebenslänglichen Gesundheitsstörung tätig sein
sollte - sei es Hypertonie, Diabetes, Koronarkrankheit,
Asthma oder Rheumatismus. Patienten-Aufklärung ist deshalb
ein unentbehrlicher Bestandteil der Therapie geworden, zu
wichtig, um sie illustrierten Laienzeitschriften und Maga-
zinen oder dergleichen zu überlassen. Dennoch ist die Bildung

der Patienten noch weit von der heutigen Schulmedizin entfernt; meines Wissens wird sie nur in den wenigsten Fakultäten unterrichtet. Das ist der Grund, warum verschiedene, der Krankheitsbekämpfung gewidmete Organisationen dieses Thema in ihre Programme aufgenommen haben.

So hat auch die Hochdruckweltliga ein internationales Programm für Information und Bildung von Hochdruckpatienten angebahnt. Vor einem Jahr fand ein Workshop über Patienteninformation, -Führung und -Bildung unter der Teilnahme von 24 Ländern statt. (Der englische Begriff "patient education" beinhaltet mindestens die obigen drei deutschen Begriffe!) Der Bericht des Workshops soll binnen einiger Wochen als Sondernummer des **Journal of Human Hypertension** verfügbar werden. Jetzt ist die Weltliga dabei, mit der Weltgesundheitsorganisation ein gemeinschaftliches internationales Programm für die Förderung der Information von Hypertoniepatienten aufzubauen. In all diesen Bestrebungen stützen wir uns natürlich auf die Erfahrungen unserer Mitgliedsorganisationen - in erster Reihe aus der Bundesrepublik, den USA und der Schweiz.

In der Bundesrepublik hat die Information von Hypertonie-Patienten schon Tradition und spielt, wie es auch das heutige Seminar beweist, in der Aktivität der Hochdruckliga eine wichtige Rolle. Es ist mir darum eine besondere Freude und Ehre, die Teilnehmer des Seminars im Namen der Welthochdruckliga begrüßen zu dürfen und Ihnen, meine Damen und Herren, eine erfolgreiche Tagung zu wünschen. Mit Ihrem Einverständnis würde ich dann die Ergebnisse dieser Beratung gerne möglichst bald an die Mitglieder der Weltliga weiterleiten.

Arterielle Hypertonie und Patienteninformation: Aktivitäten und Standortbestimmung

F. W. Lohmann

Einleitung

Mit einer Häufigkeit von 20 - 25% ist die arterielle Hypertonie in unserer Bevölkerung keineswegs eine Seltenheit, sondern ein wesentlicher Risikofaktor für die dominierenden kardiovaskulären Erkrankungen und Todesfälle.

Die Feststellung eines erhöhten Blutdruckes stellt nun weder eine diagnostische Schwierigkeit noch einen kostspieligen Aufwand dar. Auch ist eindeutig erwiesen, daß bei konsequenter Blutdrucksenkung die hypertoniebedingte Morbidität und Letalität deutlich niedriger ist als bei nicht bzw. nicht ausreichend behandelten Hypertoniepatienten. Insbesondere die Herzinsuffizienz und der aploplektische Insult zeigen unter einer suffizienten blutdrucksenkenden Behandlung einen erheblichen Rückgang. Weiterhin konnte gezeigt werden, daß einerseits bereits im Stadium der milden arteriellen Hypertonie und andererseits auch jenseits des 60. Lebensjahres der Beginn einer antihypertensiven Therapie prognostisch günstig und daher sinnvoll ist.

Vor dem Hintergrund all dieser Ergebnisse ist es heute ethisch kaum mehr möglich, bei Hypertoniepatienten Behandlungsstudien nur gegen Plazebo durchzuführen, sondern es erscheinen nur noch vergleichende Therapiestudien möglich. Dabei kann eine Therapieform durchaus auch nur aus den Allgemeinmaßnahmen bestehen, sofern hierdurch im Verlauf eine ausreichende Blutdrucksenkung erreicht werden kann. Die Konstellation findet sich beispielsweise in der "treatment of

5

mild hypertension study" bei Patienten mit diastolischen Blutdruckwerten vor Behandlung zwischen 90 und 99 mmHg.

Aufklärung der Bevölkerung und Ausschaltung von Risikofaktoren

Insgesamt liegen eigentlich günstige Voraussetzungen zur Ausschaltung des Risikofaktors "Bluthochdruck" vor. Probleme stellen jedoch unverändert die frühzeitige Entdeckung der Hypertonie sowie die Motivation der Patienten zur ständigen Therapietreue dar. Insbesondere die strikte Beachtung und Realisierung der notwendigen Allgemeinmaßnahmen bereiten im Konflikt mit dem Wohlstand und dem Konsumbedürfnis unserer Gesellschaft individuell große Schwierigkeiten. So konnte anhand der aktuellen Daten des internationalen WHO-Projektes MONICA (multinational monitoring of trends and determinants in cardiovascular diseases) für den Raum Augsburg aufzeigen, daß der Anteil bekannter und ausreichend behandelter Hypertoniepatienten bei Frauen 34% und den Männern nur 16% betrug. Bei 17% der weiblichen und bei 37% der männlichen Hypertoniepatienten war die Blutdruckerhöhung bisher unbekannt. Der Anteil einer bekannten, aber bisher unbehandelten arteriellen Hypertonie lag in diesem Zusammenhang zwischen 28 und 34%.

Es offenbart sich in diesen Zahlen eine große gesundheitspolitische Herausforderung, und zwar sowohl in bezug auf die präventive und kurative Medizin als auch und besonders in bezug auf die Bevölkerungsaufklärung sowie Gesundheitserziehung, idealerweise bereits im Vorschulalter. Denn 68% der Schülerinnen und Schüler der 10. Schulklassen wiesen nach einer Untersuchung des Jugendgesundheitsdienstes von Berlin-Zehlendorf Risikofaktoren wie Bluthochdruck, Übergewicht und erhöhte Cholesterinwerte auf. Eine bereits im Vorschulalter spielerisch vermittelte Gesundheitserziehung und vor allem Ernährungsberatung erscheint daher durchaus sinnvoll bzw. notwendig. Bis aber auf diese Weise in der Gesamtbevölkerung ein verändertes und anhaltendes Gesundheitsbewußtsein vorherrscht, sind gleichzeitig andere Maßnahmen erforderlich. In diesem Zusammenhang sind alle Formen der entsprechenden Bevölkerungsaufklärung über Fernsehen, Funk und Presse zu nennen. Regionale Aufklärungsaktionen und Informationsveranstaltungen wie beispielsweise Patientenseminare sind als flankierende Maßnahmen unverzichtbar. Insgesamt müßte auf diese Weise als Ziel eine primäre Prävention der in unserer Gesellschaft so dominierenden Risikofaktoren der Arteriosklerose und damit auch die zunehmende Reduktion der Herz-Kreislauf-Erkrankungen angestrebt werden. Was auf diese Weise erreicht werden kann, demonstriert die Abb. 1.

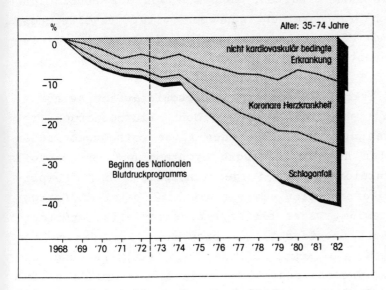

Abb. 1. Entwicklung der Mortalitätsraten in den USA. National Center for Health Statistics und National Heart, Lung and Blood Institute

Sie zeigt für die Vereinigten Staaten von Amerika, daß es etwa 1 1/2 Jahre nach Beginn des nationalen Blutdruck- programms zur frühzeitigen Entdeckung und konsequenten Behandlung der arteriellen Hypertonie zu einer zunehmenden Abnahme der Todesfälle in Folge einer koronaren Herzkrankheit bzw. durch einen Schlaganfall kam. Die enorme volkswirt- schaftliche Bedeutung einer derartigen Entwicklung ist er- sichtlich. Daher entwickelt die Deutsche Liga zur Bekämpfung des hohen Blutdrucks mit Recht zunehmend Aktivitäten zur direkten Bevölkerungs- und Patienteninformation. Die Schaffung der Sektion "Nationales Blutdruckprogramm" und "Patienten-Information" sind geradezu logische Entwicklungen.

Die zu begrüßende Schaffung einer abrechnungsfähigen Gesundheitsuntersuchung einschließlich Blutdruckmessung ab 1.10.1989 für Personen über 35 Jahre alle zwei Jahre wird in ihrem Sinn nur dann erhalten, wenn sie von der Bevölkerung möglichst auch in Anspruch genommen wird. Bevölkerungs- aufklärung und Patienteninformation sind auch in diesem Zusammenhang unentbehrlich.

Zu Beginn der Erkrankung hat der Hypertoniepatient keinerlei krankheitsspezifische Beschwerden. Denn Bluthochdruck ist nicht zu spüren und verursacht auch keine pathognomonischen Symptome. Treten hochdruckbedingte Symptome auf, so handelt es sich um kardiovaskuläre Folgeerscheinungen bzw. Kompli- kationen der arteriellen Hypertonie im bereits fortge- schrittenen Stadium. Daher bleibt eine arterielle Hypertonie oft längere Zeit unentdeckt, obgleich zur Verhinderung von Folgekrankheiten und Komplikationen die Früherkennung und auch Frühbehandlung notwendig sind. Aus diesem Grunde sollte die Blutdruckmeßdichte in der Bevölkerung möglichst hoch sein. Dieses wird am effektivsten zu erreichen sein, wenn das Gesundheitsbewußtsein der Bevölkerung entsprechend geschärft

wird, so daß bei jedem Menschen selbst der Wunsch besteht und
praktisch umgesetzt wird, die Höhe des eigenen Blutdruckes zu
wissen. Eine analoge Aussage trifft natürlich auch für die
übrigen Risikofaktoren der Arteriosklerose zu. Weiterhin ist
es erforderlich, jeden Hypertoniepatienten zu einer optimalen
Therapietreue (Compliance) zu motivieren, um auf diese Weise
den Risikofaktor "arterielle Hypertonie" entsprechend den
heutigen Möglichkeiten weitgehend auszuschalten. Unter dieser
Zielsetzung sind Patientenseminare sowie Gruppenseminare bzw.
eine Schulung von Hypertoniepatienten in der Praxis unverzichtbar, und sie sollten in der Gebührenordnung der
Kassenärztlichen Vereinigung eine Verankerung finden, um auf
diese Weise eine flächendeckende Verbreitung derartiger
Aktivitäten möglichst schnell zu erreichen. Dabei dürfte
gerade den kleineren Gruppenseminaren in der jeweiligen Arztpraxis eine besondere Bedeutung zukommen, da die Patientenseminare als Großveranstaltung eher von bereits
"Wissenden" besucht werden. Der Sinn der groß angelegten
regionalen Patientenseminare ist eher in einer Starter-
funktion bei großer Informationsverbreitung in Folge der
Ankündigung in der Tagespresse zu sehen. Unser letztes,
nunmehr schon 4. Patientenseminar hatte über 330 Teilnehmer.
40% dieser Teilnehmer hatten bereits an einer ähnlichen
Veranstaltung teilgenommen. Über 50% der Besucher hatten von
der Veranstaltung über Presseankündigungen erfahren.

Zusammenfassung

Durch Verhinderung bzw. Reduktion von Komplikationen und
Folgekrankheiten der arteriellen Hypertonie sind langfristig
hypertoniebedingte Krankenhausaufenthalte zu vermeiden und
eine volkswirtschaftliche Entlastung zu erreichen. Aufgabe
der Hochdruckliga, insbesondere der Sektion Patienten-
information ist es, durch Erstellung und Bereitstellung sowie

Verbreitung einheitlicher am aktuellen Wissensstand orientierter Materialien zu einer standardisierten Information und Durchführung derartiger Seminare beizutragen. Ein Leitfaden für die Arzt-Patienten-Seminare liegt bereits vor. Eine Kurzanleitung zur "Organisation von Gruppenseminaren in Klinik und Praxis über Bluthochdruck und andere kardiovaskuläre Risikofaktoren" wurde ebenfalls erarbeitet (s. Anhang). Das vorliegende Buch "Bluthochdruck - Wege und Ziele der Patienteninformation" ist ein weiterer Beitrag zu der skizzierten übergeordneten Zielsetzung. Die praktische Umsetzung und Verbreitung der aufgezeigten Möglichkeiten erfordert jedoch noch viel Engagement.

Ansätze zur Erkennung und Ausschaltung des Risikofaktors „Arterielle Hypertonie" am Beispiel der Deutschen Demokratischen Republik

H. D. Faulhaber, H. R. Gohlke, K. Breitkreuz, Ch. Weser, E. Richter-Heinrich, L. Heinemann, J. Listing und W. Müller

Einleitung

Die Erkennung der Bedeutung des erhöhten Blutdrucks als einer der wichtigsten determinierenden Faktoren für die kardiovaskuläre Mortalität und darüber hinaus für die Gesamtsterblichkeit führte Anfang der 70er Jahre zu internationalen, durch die Weltgesundheitsorganisation koordinierten Aktivitäten, um den unbefriedigenden Stand der Erfassung und Langzeitbetreuung von Hochdruckkranken zu verändern. Die Notwendigkeit solcher Maßnahmen wurde durch die hohe Prävalenz der Hypertonie und die nachgewiesene Möglichkeit einer effektiven komplikationsverhütenden Therapie unterstrichen. Wie in anderen Ländern wurden in der DDR auf der Basis einer abgestimmten Konzeption von 1974-1981 in mehreren Bezirken umfangreiche Studien zur Hypertonie-Bekämpfung durchgeführt. Nach dem Abschluß dieser Pilotprojekte und der Analyse ihrer Resultate sowie der internationalen Entwicklung wurde 1982 ein landesweites Hypertonie-Bekämpfungsprogramm durch das Ministerium für Gesundheitswesen der DDR bestätigt und ab 1983 in allen Bezirken der DDR eingeführt.

Schwerpunkte des Hypertonie-Bekämpfungsprogramms der DDR

Das Hypertoniebekämpfungsprogramm der DDR stellt ein komplexes Projekt dar, das Aufgaben des Gesundheitswesens mit denen anderer gesellschaftlicher Bereiche wie Bildungswesen, Ernäh-

rungs- und Arzneimittelindustrie, Forschung u.a. verbindet.
Es orientierte sich nach seiner Einführung vor allem auf die
folgenden Schwerpunktaufgaben:
- verbesserte Betreuung bekannter Hypertoniker durch erhöhte
  Effektivität der medikamentösen Langzeittherapie im ambulanten Gesundheitswesen, vor allem durch die Fachärzte für
  Allgemeinmedizin und Innere Medizin
- Erfassung von Bürgern mit einem bisher unbekannten erhöhten Blutdruck in allen Altersgruppen (vor allem bis zum
  60. Lebensjahr), insbesondere bei Männern
Von besonderer aktueller Bedeutung ist die Intensivierung
therapeutischer bzw. präventiver nichtmedikamentöser Maßnahmen wie Kochsalzrestriktion, Gewichtsnormalisierung, Vermeidung von Alkoholmißbrauch, physische und psychophysiologische
Konditionierung bei Personen mit einer manifesten Hypertonie
(Kombination mit Antihypertensiva), mit Grenzwerthypertonie,
Kindern mit familiärer hypertonieller Belastung und Personen
mit anderen kardiovaskulären Risikofaktoren bzw. Erkrankungen, die zur Hypertonie führen können bzw. das hypertoniebedingte Risiko potenzieren.

Maßnahmen für die Realisierung der Ziele des Hypertonie-Bekämpfungsprogramms

Für die Realisierung der Zielstellung des Hypertonie-
Bekämpfungsprogrammes sind vor allem folgende Maßnahmen
erfolgt:
- standardisierte Empfehlungen für die Erfassung, Stufen-
  diagnostik, Therapie und Betreuung von Hochdruckkranken
- Erarbeitung von Teilprogrammen für alle Bezirke der DDR
  und wesentliche Bereiche des Gesundheitswesens wie
  Betriebsgesundheitswesen und Jugendgesundheitsschutz

- Intensivierung gesundheitserzieherischer Maßnahmen für die
  Prävention der Hypertonie und anderer Herz-Kreislauf-
  Krankheiten in Zusammenarbeit mit den Bezirkskabinetten
  für Gesundheitserziehung
- Empfehlungen bzw. Forderungsprogramme für die Arznei-
  mittel- und Ernährungsindustrie

Zur Messung der Effektivität des Hypertonie-Bekämpfungs-
programms werden vor allem folgende Parameter herangezogen:
- Resultate von Pilotstudien zur Entwicklung der Prävalenz,
  des Erfassungs- und Behandlungsgrades sowie von Schlagan-
  fall- und Herzinfarktregistern in ausgewählten Territorien
  des WHO-MONICA-Projekts
- Analyse der Gesamt- und Herz-Kreislauf-Mortalität in der
  DDR

Bisher erzielte Ergebnisse

Bisher wurden die folgenden Ergebnisse erzielt:
Der Anteil der unbekannten Hochdruckkranken ist kontinuier-
lich zurückgegangen und liegt zur Zeit im Altersbereich von
25-64 Jahren bei etwa 25%.
Während bei Männern immer noch etwa 30% der Untersuchten
nicht wußten, daß ihr Blutdruck erhöht ist, beträgt dieser
Anteil bei Frauen etwa 20%. Dabei bestehen auch heute noch
deutliche territoriale Unterschiede. Das gilt auch für den
Prozentsatz behandelter Hypertoniker und die Effektivität der
Therapie. Gegenwärtig werden etwa 65% der bekannten Hyper-
toniker medikamentös behandelt und davon 55% effektiv im
Sinne einer Normalisierung des diastolischen Blutdrucks. Als
Beispiel sind in der Tabelle 1 Ergebnisse aus der Studie
Berlin-Pankow [2] mit Resultaten, die im Rahmen des MONICA-
Projektes [8] in Berlin-Lichtenberg ermittelt wurden,
verglichen worden.

	Hypertoniebekämpfungsprogramm			
Hypertonie	Studie Berlin-Pankow (M. u. F. 25-59 J.) 1974/75	1980/81	Studie Berlin-Lichtenberg (M. u. F. 25-64 J.) 1984/85	1988
nicht bekannt	36,0%	35,2%	27,3%	23,3%
behandelt	34,5%	47,7%	67,7%	62,6%
davon effektiv	42,3%	47,1%	56,7%	54,8%

Tabelle 1. Darstellung des Erfassungs- und Behandlungsgrades der arteriellen Hypertonie in einer großstädtischen Bevölkerung von 1974 bis 1988 anhand der Ergebnisse der Studie in Berlin-Pankow und Berlin-Lichtenberg

Die weitere Erhöhung der Effektivität der Therapie ist vor allem abhängig von der Verbesserung der Compliance der Hochdruckkranken und der breiteren Anwendung der bisher in der DDR unzureichend praktizierten Blutdruckselbstmessung.

Im Gegensatz zu Fortschritten in der Erfassung und Behandlung ist die Prävalenz der arteriellen Hypertonie unverändert hoch bzw. hat leicht zugenommen. Das zeigt sich im Vergleich von Untersuchungen , die 1974/75 in verschiedenen Gebieten der DDR durchgeführt wurden [2] und von Studien im Rahmen des MONICA-Projektes 1983/84 und 1988 [8]. Obwohl methodische Gründe den Vergleich erschweren, liegen die 1983/84 und 1988 ermittelten Zahlen höher als 1974/75. Daraus ist abzuleiten, daß präventive Maßnahmen wie Reduktion des Kochsalzverbrauchs und Gewichtsreduktion [1, 6] bisher unzureichend praktiziert wurden. Der Anteil Übergewichtiger und der durchschnittliche Alkoholverbrauch haben eher zugenommen. Dagegen ist der Prozentsatz der Raucher im mittleren Lebensalter gesunken. Somit ist eine weitere Erhöhung der Effektivität der Hypertonie-Bekämpfung vor allem an die Durchsetzung präventiver Maßnahmen in der Bevölkerung gebunden. Auch für die Hochdruckkranken sind Möglichkeiten der nichtmedikamentösen Therapie, die im wesentlichen präventiv wirksamen Empfehlungen entsprechen, bisher unzureichend genutzt worden. Das ist weiterhin insofern von Bedeutung, da nachgewiesen wurde, daß die antihypertensive Pharmakotherapie die Sterblichkeit bei milder Hypertonie nicht signifikant beeinflußt und auch bei schwereren Hochdruckformen die Lebenserwartung zwar signifikant erhöht, aber nicht normalisiert [7]. Auch der Nachweis der hohen Prävalenz anderer kardiovaskulär wirksamer Risikofaktoren in Kombination mit einem erhöhten Blutdruck fordern die intensive Nutzung komplexer nichtmedikamentöser Maßnahmen, aber auch die Beurteilung ihrer Wirksamkeit.

HYNON-Studie

Um die Durchführbarkeit und die Effektivität einer komplexen nichtmedikamentösen Therapie in einem umfassenden Programm zu prüfen, wurde ein entsprechendes Vorhaben - die HYNON-Studie - 1986 in der DDR begonnen [3]. Es handelt sich dabei um eine randomisierte multizentrische Studie, in der der Effekt einer speziell angeleiteten, komplexen, nichtmedikamentösen Therapie, bestehend aus körperlichem Training, psychophysiologischen Maßnahmen (Atementspannungstraining, Streßbewältigungsprogramm) und Ernährungsberatung (Kochsalzrestriktion, Gewichtsnormalisierung) mit einer üblichen hausärztlichen Betreuung verglichen wird (Abb. 1). An der Durchführung der Studie sind die folgenden Partner beteiligt: Bezirkskardiologe und Stadtbezirkskardiologen von Berlin, das Kur- und Bäderwesen der DDR, das Zentrum für aktive Erholung und Gesundheitssport Berlin, die Bezirksstellen für Gesundheitserziehung, weitere Berliner Gesundheitseinrichtungen einschließlich Psychologen und eines klinisch-chemischen Zentrallaboratoriums sowie das Zentralinstitut für

Herz-Kreislaufforschung als koordinierende und anleitende
Einrichtung.

Aufgabenstellung

A Prüfung der Effektivität einer speziell
angeleiteten komplexen nichtmedikamentösen Therapie gegenüber einer Kontrollgruppe (Hausarztbetreuung)

Prüfung der Effektivität einer speziell
angeleiteten komplexen nichtmedikamentösen Therapie bei gleichzeitiger Pharmakotherapie gegenüber alleiniger Pharmakotherapie

B Prüfung der Langzeitdurchführbarkeit

Verbesserung des körperlichen Trainings-
zustandes

Senkung des Cholesterolspiegels

Senkung des Kochsalzverbrauchs

Verminderung des Zigarettenrauchens

Verbesserung des Wissens um gesundheitsfördernde Verhaltensweisen

Ziel

Verbesserung der primären
u. sekundären Prävention der
Herzkreislauferkrankungen

Aufbau einer geeigneten
Organisationsstruktur zur
Anwendung komplexer
nichtmedikamentöser The-
rapieverfahren

Nationale Empfehlungen

Postgraduale Ausbildung

Information u. Befähigung
der Bevölkerung zur
Anwendung von präventiven
Maßnahmen

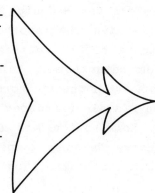

Abb. 1. Aufgaben- und Zielstellung der HYNON-Studie

Methodik der Studie

In Abhängigkeit vom Schweregrad und der bisherigen Therapie
wird das Projekt in den Teilstudien HYNON I und HYNON II
durchgeführt. Während HYNON I Patienten mit milder Hypertonie
ohne Arzneimitteltherapie umfaßt, werden in HYNON II Hypertoniker der WHO-Stadien 1 und 2 mit zusätzlicher Pharmakotherapie einbezogen. Die entsprechenden Einschlußkriterien
sind in der Tabelle 2 zusammengefaßt.
Die Auswahl und Randomisierung der Patienten erfolgt in den
Berliner kardiologischen Behandlungseinrichtungen. Der Ablauf
der Studie ist in den Abb. 2a und 2b dargestellt.

männliches Geschlecht Alter: 25-54 Jahre WHO-Stadium I/II BMI (kg/m) < 30,0 Bereitschaft zur Mitarbeit
HYNON I: - diastolischer Ruheblutdruck 95-104 mmHg - Belastungsblutdruck 100 W - systolisch 200-230 mmHg - keine Pharmakotherapie - **HYNON II:** - diastolischer Blutdruck < 110 mmHg (unter Pharmako-   therpie) - oder diastolischer Blutdruck 100 - 120 mmHg ohne bis-   herige Therapie (vor Einschluß Beginn einer Pharmako-   therpie - Belastungsblutdruck 100 W - systolisch 220 - 250 mmHg

<u>Tabelle 2.</u> Einschlußkriterien für die HYNON-Studie

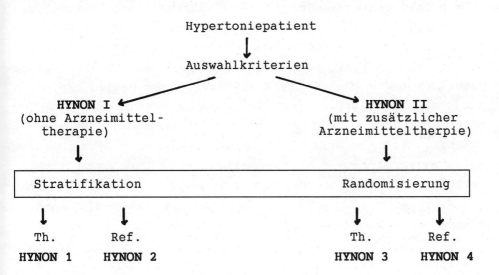

<u>Abb. 2a.</u> Patientenauswahl- und Randomisierungsschema für die
HYNON-Studie

Ablaufplan

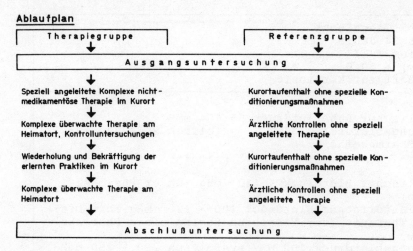

Abb. 2b. Ablaufplan für Therapie- und Referenzgruppen der HYNON-Studie

In den Intervenierungsgruppen wird während eines vierwöchigen Kuraufenthalts mit einer komplexen nichtmedikamentösen Therapie mit den oben dargestellten Elementen begonnen. Dieser Kuraufenthalt wird nach einem Jahr wiederholt. Die so genutzten Kuren bieten die Möglichkeit, den Patienten intensiv zu motivieren und die am Heimatort weiter zu praktizierenden therapeutischen Techniken (physisches Training unter Berücksichtigung des individuell festgelegten Belastungsprogramms, Entspannungs- und Streßbewältigungsmethoden [5] sowie blutdrucksenkende und gesundheitsfördernde Verhaltensweisen einschließlich Ernährungsberatung) konzentriert zu vermitteln. Für die Weiterführung am Heimatort wurden Gruppen gebildet, in denen einmal wöchentlich ein gemeinsames Training, verbunden mit anschließenden Entspannungsübungen, durchgeführt wird. Diese Gruppen werden durch speziell ausgebildete Übungsleiter angeleitet. Einmal monatlich werden die Gruppen durch einen Psychologen und einmal vierteljährlich durch eine Ernährungsberaterin betreut.

Patienten der Kontrollgruppen werden in gleicher Weise durch ihren Arzt kontrolliert und behandelt, nehmen aber nicht an der dargestellten, speziell angeleiteten komplexen nichtmedikamentösen Therapie teil.

Nach dreijähriger Laufzeit wird in der Abschlußuntersuchung analysiert, inwieweit die oben dargestellten Ziele der Studie in den Therapiegruppen erreicht und ob signifikante Unterschiede gegenüber den Kontrollgruppen erzielt wurden.

Bisherige Ergebnisse

In die Studie sind insgesamt 750 Patienten einbezogen worden. Zur Realisierung der komplexen nichtmedikamentösen Therapie wurden in Berlin bisher 23 Trainingsgruppen aufgebaut - in jedem Stadtbezirk arbeitet mindestens eine Gruppe. Zum gegenwärtigen Zeitpunkt kann nur anhand einer Zwischenauswertung zu den erreichten Ergebnissen Stellung genommen werden.

Bei insgesamt 222 Patienten (mittleres Alter $43,9 \pm 7,7$ Jahre) wurden die Resultate nach einem Jahr Therapie bzw. Kontrolle analysiert. Einige ausgewählte Ergebnisse werden im folgenden dargestellt.

Die Abb. 3 und 4 zeigen das Verhalten des systolischen und diastolischen Blutdruckes in den HYNON-Gruppen 1 und 2 (ohne zusätzliche Arzneimitteltherapie). Sowohl in der Therapie- als auch in der Kontrollgruppe wurde der Blutdruck signifikant gesenkt. Nach den ersten vier Wochen, also nach der Kur, war ein signifikant niedrigerer systolischer Blutdruck durch

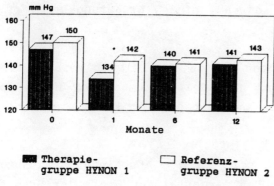

Abb. 3. Vergleich der Mittelwerte des systolischen Ruhe-
blutdrucks zwischen Therapie- und Referenzgruppe (ohne
zusätzliche Pharmakotherapie) während der ersten zwölf Monate
der HYNON-Studie

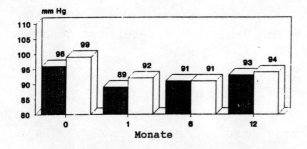

Abb. 4. Vergleich der Mittelwerte des diastolischen Ruhe-
blutdrucks zwischen Therapie- und Referenzgruppe (ohne
zusätzliche Pharmakotherapie) während der ersten zwölf Monate
der HYNON-Studie

eine komplexe nichtmedikamentöse Therapie als in der Vergleichsgruppe erreicht worden. Nach einem Jahr war allerdings diese Differenz nicht mehr nachweisbar, so daß ein Langzeiteffekt bisher nicht gesichert ist. Zur genaueren Beurteilung ist die Analyse der Compliance der Patienten in den Therapiegruppen erforderlich. Die Abb. 5 zeigt das Verhalten des diastolischen Blutdrucks unter Belastungsbedingungen.

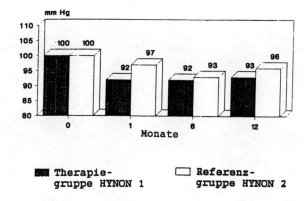

Abb. 5. Vergleich der diastolischen Blutdruckmittelwerte bei einer Belastung von 100 W zwischen Therapie- und Referenzgruppe (ohne zusätzliche Pharmakotherapie) während der ersten zwölf Monate der HYNON-Studie.

Ebenso wie für die Herzfrequenz unter Belastung (Abb. 6) ist ein deutlicherer Einfluß in der Therapiegruppe ersichtlich.

Als Maß für die Kochsalzzufuhr wurde die Natriumausscheidung im 24-Stunden-Urin analysiert. In beiden Teilstudien - ohne und mit zusätzlicher Arzneimittelbehandlung - konnte eine stärkere Verminderung der Kochsalzausscheidung in den Therapiegruppen erreicht werden (Abb. 7 und 8).

21

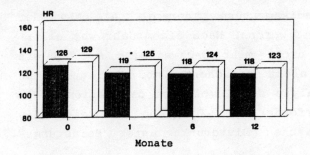

• p ‹ 0.05

Abb. 6. Vergleich der Mittelwerte der Herzfrequenz bei einer Belastung von 100 W zwischen Therapie- und Referenzgruppe (ohne zusätzliche Pharmakotherapie) während der ersten zwölf Monate der HYNON-Studie

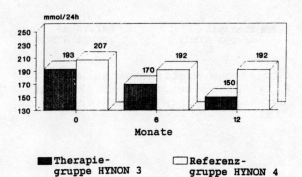

Gruppen mit zusätzlicher medikamentöser Behandlung   • p ‹ 0.05

Abb. 7. Vergleich der Mittelwerte der Natriumausscheidung im 24-Stunden-Urin zwischen Therapie- und Referenzgruppe (ohne zusätzliche Pharmakotherapie) während der ersten zwölf Monate der HYNON-Studie

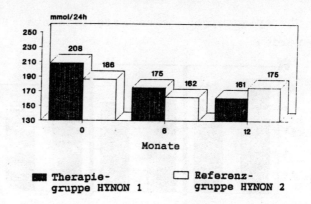

Abb. 8. Vergleich der Mittelwerte der Natriumausscheidung im 24-Stunden-Urin zwischen Therapie- und Referenzgruppe (mit zusätzlicher Pharmakotherapie) während der ersten zwölf Monate der HYNON-Studie

In der HYNON-Studie wurde zur Erfassung psychologischer Parameter das "Berliner Verfahren zur Neurosendiagnostik (BVND)" [4] angewendet. Mit ihm werden 3 Beschwerdebereiche und 7 Persönlichkeitsmerkmale erfaßt.

In Abb. 9 sind entsprechende Ausgangswerte und die Ergebnisse nach einem Jahr miteinander verglichen worden.
Dazu wurden die Therapie- und Kontrollgruppen beider HYNON-Teilstudien zusammengefaßt. Das erste Säulenpaar repräsentiert spezifische körperliche Beschwerden in den Bereichen Herz-Kreislauf-System, Verdauung, Sensorik und Motorik, das zweite die unspezifische Befindlichkeit (Erschöpfung, Erregung, Konzentration, Gedächtnis u.ä.) und das dritte Säulenpaar spezifische körperliche Beschwerden wie Zwang, Phobien und soziale Hemmungen. Während für den ersten Beschwerdekomplex Therapie- und Kontrollgruppen signifikante Verbesserungen zeigen, konnte für die unspezifische Befindlichkeit und für psychische Beschwerden nur in den

23

Therapiegruppen eine signifikante Besserung demonstriert werden.

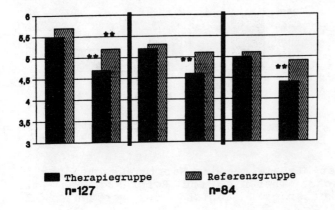

Therapiegruppe **Referenzgruppe**
n=127 n=84

• p<5% •• p<1%

<u>Abb. 9.</u> Vergleich der Häufigkeit von Beschwerden und psychologischen Zuständen anhand standardisierter Befragung von Patienten der Therapie- und Referenzgruppen (ohne Berücksichtigung einer zusätzlichen Pharmakotherapie) vor Beginn und nach zwölf Monaten der HYNON-Studie

Aus diesen Ergebnissen ist abzuleiten, daß sich das subjektive Befinden und damit die Lebensqualität der Patienten unter der komplexen nichtmedikamentösen Therapie verbessert hat.

Fazit

Endgültige Aussagen zum Effekt der Therapie auf das Blutdruckverhalten, andere kardiovaskuläre Risikofaktoren, Folgezustände wie die Linksherzhypertonie und die Lebensqualität sind erst nach Abschluß der Studie möglich.

24

Literatur

1. Aberg H (1987) Non-pharmacological therapy of hypertension - a review. In: Swedish National Board of Health and Welfare, Drug Information Committee (ed) Treatment of mild hypertension, Uppsala, pp 59-74

2. Faulhaber HD, Gohlke HR, Taeuscher M, Fiedler R, Böthig I, Müller W, Kube E, Kahrig C (1981) Hypertonie-Bekämpfungs-programm in der DDR - Modellstudie Berlin-Pankow - Analyse der erfaßten Hochdruckkranken. Dtsch Gesundh -wesen 36/13: 1365-1369

3. Faulhaber HD, Heinemann L (1988) Trial on complex nondrug treatment in hypertension: The Hynon Study. CVD Epidemiology Newsletter 44 (October):86-87

4. Haensgen KD (1985) Berliner Verfahren zur Neurosendiagnostik - Psychodiagnostisches Zentrum Berlin

5. Richter-Heinrich E, Homuth V, Heinrich B, Knust U, Schmidt KH, Wiedemann R, Gohlke HR (1988) Behavioral therapies in essential hypertensives: A controlled study. In: Elbert T, Langosch W, Steptoe A, Vaitl D (eds) Behavioural medicine in cardiovascular disorders. Wiley, London, pp 113-127

6. Stamler J, Farinaro E, Mojonnier LM, Hall, Y, Moss D, Stamler R (1980) Prevention and control of hypertension by nutritional-hygenic means. JAMA 243:1819-1823

7. Strasser T, Ganten D (eds) (1987) Mild hypertension. From drug trial to practice. Raven Press, New York

8. WHO Monica Project (1989) WHO MONICA project: Risk factors. International J of Epidemiology 18/3 (Suppl 1): 46-55

Methodik und Didaktik der Gruppenarbeit

H. Jeske und *G. Sassen*

Einleitung

Die Gruppe ist, sieht man von der Familie als Sonderform ab, der älteste Ort, in dem wesentliche Bedürfnisse und Probleme aufgearbeitet werden. Gruppen existieren überall: im Geschäfts- und Arbeitsleben, in der Schule, in der Politik, in der Freizeit usw. Es ist daher nur natürlich, wenn auch erstaunlich spät, daß sich die Wissenschaft bemüht hat, Regeln und Gesetze der Gruppe zu erkennen und zu beschreiben. Was ist die Funktion der Gruppe, wie funktioniert sie im Inneren? Kurt Lewin hat methodische Grundlagen geschaffen, um die Gruppendynamik zu erforschen. Seitdem hat sich das Wissen explosionsartig erweitert. - In diesem Beitrag soll uns nur der Sektor "Behandlungsgruppen mit speziellen Problemen" beschäftigen. In ihnen wird das Potential der dort wirkenden Kräfte genutzt, um Verhaltensänderungen zu erreichen. Die Erfahrung lehrt, daß dies ein besonders effektiver Ansatz ist.

Erfreulicherweise können wir beobachten, daß die Arbeit mit der Gruppe auch im Gesundheitswesen zunehmend an Bedeutung gewinnt. Dabei ist der gesundheitliche Wert oder Charakter mancher Gruppen erst mittelbar zu erkennen oder zu erschließen: z.B. bei Seniorensportgruppen, Yoga-Gruppen, bei diskutierenden oder kreativen Gruppen mit verschiedensten Inhalten für geistige oder körperliche Fitness und damit für Gesundheit.

Im Rahmen einer verstärkten interdisziplinären Aufklärung über Gesundheitsfragen und zunehmender Einsicht, daß gesund-

heitlich bedenkliches Verhalten geändert werden muß, stellt
sich die Frage nach einer angemessenen Methode der Gruppenarbeit.

Betrachten wir am Anfang einige Definitionen, die für das
Arbeitsfeld Gesundheitsbildung heute gegeben werden, so wird
der Einstieg in das Gebiet erleichtert. Danach folgt ein
didaktisches Modell, das eine analytische Betrachtungsweise
ermöglicht und damit zumindest eine Sortierung der unterschiedlichen Aspekte von Gruppenarbeit erlaubt.

Definitionen

- Gruppenarbeit ist Arbeit, Arbeit in, mit und an einer
  Gruppe. Werden Art und Weise, in der diese Arbeit ver-
  richtet wird, systematisch durchdacht und durchgeführt, so
  ist sie methodisch.
- Die Gruppe ist eine Ansammlung von Personen, die als
  Gruppenmitglieder
  erstens in sozialer Beziehung miteinander stehen und
  zweitens die Beziehung wegen eines gemeinsamen Anliegens,
  Bedürfnisses, Problems, Zieles, Interesses usw. unter-
  halten.
  Nur wenn eine Personengruppe diese beiden Merkmale aufweist, wird die Arbeit mit ihr als Gruppenarbeit bezeichnet.
- Die Prädispositionen in der Definition von Gruppenarbeit
  verweisen auf verschiedene Formen, Funktionen und Zielsetzungen: man unterscheidet sachorientierte, personenorientierte und gruppenorientierte Gruppenarbeit. Misch-
  formen sind durchaus üblich, z.B. wenn eine sachorientierte Gruppe auf der Metaebene über die Art ihrer eigenen
  Zusammenarbeit reflektiert.

Bei der **sachorientierten Gruppenarbeit** arbeitet die Gruppe als aktives Medium an einer bestimmten Aufgabe. Nach dem Prinzip der Addition von Kräften, Fähigkeiten und Fertigkeiten wird nach Problemlösungen gesucht, ein komplexes Thema ökonomisch, arbeitsteilig behandelt oder nach unterschiedlichen Fachaspekten erschlossen. Im Berufsleben gibt es zahlreiche Beispiele für sachorientierte Gruppenarbeit, Werbeteams, Ausschüsse, Anwaltskollektive, Forschungsgruppen oder auch das "therapeutische Team" in einer Klinik, welches ein Kursprogramm für eine Herzgruppe entwirft. Sachorientierte Gruppenarbeit finden wir aber auch in "Lerngruppen", die sich einen für sie relevanten Lerngegenstand durch Gruppenarbeit erarbeiten, z.B. Kochenlernen für Diabetiker als Gruppenerlebnis und -training.

Bei der **personenorientierten Gruppenarbeit** wird die Gruppe als Instrument für die soziale Beeinflussung des einzelnen Mitgliedes genutzt. Dazu setzt der Gruppenleiter Prozesse und Interaktionen in Gang, die das soziale Verhalten des einzelnen prägen. D.h. die Wirkung der personenorientierten Gruppenarbeit ist auf das einzelne Mitglied zurückgerichtet. Deshalb geht von dieser Art der Gruppenarbeit meist eine starke Motivation aus; denn die individuellen Bedürfnisse, Probleme, Wünsche, die zur Gruppenbildung geführt haben, können direkt angesprochen, gelöst und erfüllt werden. Im Bereich der Gesundheitsbildung erwachsen diese Bedürfnisse häufig aus dem Status des Betroffen-Seins wie in Koronargruppen, Rheumagruppen oder in Gruppen psychisch Gestörter.

Bei der **gruppenorientierten Gruppenarbeit** schließlich ist die Gruppe selbst das Objekt ihrer Bemühungen. Das Gruppengeschehen, die Interaktionen der Mitglieder werden thematisiert mit dem Ziel, daß die Gruppe als Gruppe besser funktioniert. Beispiele hierfür sind der Umgang der Mitglieder eines Verbandsvorstandes, die Zusammenarbeit einzelner Kooperationspartner in einer kommunalen Arbeitsgemeinschaft zur Gesundheitsförderung oder der innerfamiliäre Umgang mit behinderten Familienmitgliedern.

Von vielen wird nur diese dritte Art, die Arbeit an der Gruppe, als Gruppenarbeit im eigentlichen Sinne verstanden. In dem Bereich der Gesundheitsbildung haben wir es dagegen - fast ausschließlich - mit einer Kombination der sach- und personenorientierten Gruppenarbeit zu tun. Das schließt, wie erwähnt, nicht aus, daß von Zeit zu Zeit interne Kommunikationsstörungen der Gruppe mit Methoden der dritten Kategorie gelöst werden.

Didaktik der Gruppenarbeit

Gruppenarbeit steht in engem Zusammenhang mit didaktischen Komponenten, wie z.B. Inhalten, Zielen, Medieneinsatz oder mit den Voraussetzungen der Teilnehmer. Es gibt verschiedene didaktische Modelle, die diese Faktoren in einen Gesamtzusammenhang stellen. Für diesen Beitrag wird ein Modell gewählt, das sich bei der Planung von Unterricht und Gruppenarbeit bewährt hat. Die Abb. 1 zeigt didaktische Komponenten, die sich in 2 Gruppen zusammenfassen lassen:
- Zu den Entscheidungsfeldern zählen die Inhalte, die Ziele, die Medien und die Methoden. In diesen Bereichen kann der Gruppenleiter situativ entscheiden, d.h. aus verschiedenen Alternativen auswählen. Er kann beispielsweise überlegen, ob er zum Thema einen Film zeigt, Alltagserfahrungen diskutieren läßt oder praktische Übungen anbietet.
- Die übrigen 3 Faktoren werden den Bedingungsfeldern zugeordnet. Hierzu gehören die Rahmenbedingungen sowie die individuellen, die soziokulturellen und anthropogenen

Voraussetzungen bei den Teilnehmern und beim Gruppenleiter selbst.

Es ist dabei klar, daß die Aufteilung in verschiedene Segmente eine künstliche Gliederung eines integrierten Ganzen ist, allein um einzelne Aspekte besser veranschaulichen und erörtern zu können. Die analytische Betrachtungsweise des didaktischen Feldes kann z.B. helfen,

- keinen wichtigen Faktor zu vergessen,
- Faktoren, die vielleicht bisher nur stiefmütterlich behandelt wurden, bewußter in die Planung einzubeziehen und
- die Wechselwirkungen zwischen den einzelnen Komponenten intensiver zu erleben.

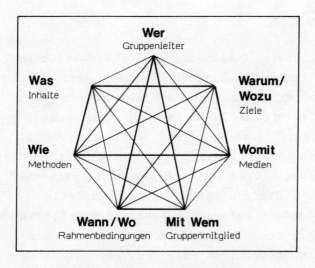

Abb. 1. Das didaktische Modell stellt die Faktoren dar, die bei jeder Gruppenarbeit eine wichtige Rolle spielen (vergl. Heimann et al. 1965 und Neumann 1978)

30

Die Entscheidungsfelder

Inhalte (was): Den gesamten Inhalt der Gruppenarbeit hat der Gruppenleiter meist noch ungegliedert im Kopf. Die für das Gruppenziel notwendige Auswahl wird er sich erarbeiten müssen. Im Verlauf des Gruppenprozesses kann sich dann durchaus die Notwendigkeit von Modifikationen ergeben. Darauf muß er vorbereitet sein! Es empfiehlt sich daher eine gründliche didaktische Analyse des Inhaltsbereiches. Dazu seien beispielhaft einige Aspekte aufgelistet:

- Gibt es eine sachlogische Struktur, die ich bei der Darstellung oder im Arbeitsprozeß der Gruppe beachten muß?
- Kann ich angesichts der meist immensen Stofffülle Teilinhalte auswählen, die zur Zielerreichung ausreichen? Nach unserer Erfahrung wird z.B. die Herzfunktion häufig physiologisch viel zu detailliert behandelt. Die dabei benutzten Abbildungen sind medizinischen Lehrbüchern entnommen oder nachempfunden und verwirren durch die Gefäßvielfalt. Weniger Darstellung bringt hier mehr Deutlichkeit und erleichtert das Gespräch in der Gruppe.
- Welche Gegenwarts- und Zukunftsbedeutung haben die verschiedenen Inhaltssegmente für den einzelnen oder für die Gruppe?
- Wie kann ich die Inhalte für die Gruppe interessant und motivierend darstellen?
- An welche Erfahrungen der Gruppenmitglieder kann ich anknüpfen?

Es ist klar, daß eine solche Inhaltsanalyse nie allgemeingültig sein kann, sondern immer auf die konkrete Gruppenzusammensetzung und -situation bezogen sein muß.

Zielsetzungen (wozu): Aus der Arbeit mit den Multiplikatoren im Bereich der Gesundheitsförderung wissen wir, daß diese didaktische Komponente stark vernachlässigt wird. Wenn

überhaupt Ziele formuliert werden, dann beziehen sie sich -
leider doch allzuoft - beinahe ausschließlich auf den
kognitiven, intellektuellen Bereich, auf die Wissensvermittlung. Winston Churchill hat dazu einmal sarkastisch
formuliert: Jemand, der immer wieder lesen muß, daß Rauchen
der Gesundheit schadet, wird sicher irgendwann aufhören -- zu
lesen. Das besagt aber: Wissen allein reicht nicht aus,
Verhaltensweisen dauerhaft zu verändern. Soziale Beeinflussung als Ziel der personenorientierten Gruppenarbeit
erfordert, daß wir neben der kognitiven auch die affektive
Verhaltensdimension bedenken; Gefühle, Empfindungen,
Werthaltungen, Interessen, Erfahrungen und Einstellungen
ansprechen. Darüber hinaus müssen wir Handlungskompetenz
vermitteln. Wir müssen also dafür sorgen, daß das einzelne
Gruppenmitglied Einsicht in, Sensibilität für Handlungs-
fähigkeit in sozialen Situationen erwirbt, um seine Haltung
und sein Verhalten in entsprechenden Alltagssituationen
bewußter und sicherer selbst bestimmen zu können. Die soziale
Beeinflussung, also die Änderung von Verhalten in
verschiedenen Dimensionen, setzt voraus, daß wir vielfältige
Gruppensituationen schaffen: Gesprächsrunden, Spiel-, Sport-
und Arbeitsgruppen, gesellige Gruppen usw.

Die Reduktion auf kognitive Ziele ist aber nur eine Seite des
Mankos. Ziele müssen auch so formuliert sein, daß man die
Zielerfüllung feststellen kann, empirisch eindeutig! Nur so
gewinnt der Gruppenleiter Kontrolle über das Ergebnis seines
Handelns. Neben dieser als operational bezeichneten Zielan-
sprache müssen aber auch weitere Zielqualitäten berücksichtigt werden.
- Ziele sollen herausfordernd, aber auch erreichbar sein.
  Herausfordernd, um zu motivieren; erreichbar, um nicht den
  vorzeitigen Abbruch der Bemühungen des einzelnen zu provo-
  zieren. Bei der Herausforderung kommen soziale und psycho-

logische Komponenten mit ins Spiel. So wirkt nach unseren
Erfahrungen z.B. bei Frauen die gemeinsame Bestimmung des
"Abspeckzieles" in Kleidergrößen - von 46 nach 42 - moti-
vationsfördernder als eine Angabe in Kilogramm. Die Zielsetzung bleibt eindeutig nachprüfbar.
- Ziele müssen für die Teilnehmer einen gemeinsamen Nenner
  haben. Das sei an einem Beispiel erläutert. In einer
  Gewichtsreduktionsgruppe wird das Ziel vorgegeben: "Alle
  sollen abnehmen". 2 Mitglieder nehmen bis zum festge-
  setzten Termin 5 kg ab. Der eine hat ein Übergewicht von
  25 kg, der andere aber nur von 5 kg gegenüber dem Normalgewicht. Der Erfolg ist also nur für den letzteren gut.
  Die Zielbestimmung "Abnehmen" wäre hier besser in Prozent
  des Übergewichts pro Zeiteinheit o.ä. formuliert worden;
  das hätte einen gemeinsamen Nenner ergeben.
Um die Akzeptanz der Ziele zu erhöhen, ist es günstig, wenn
der Gruppenleiter die Ziele mit seiner Gruppe gemeinsam
bestimmt. Die Gruppe erfährt nämlich bereits hier, daß sie
mitbestimmen und partizipieren kann. Von einer gemeinsamen
Zielsetzung aus kann dann auch viel leichter ein akzeptiertes
Arbeitsprogramm mit der Gruppe entwickelt werden, welches den
Bedürfnissen, Problemen und Interessen der Gruppe tatsächlich
gerecht wird. Außerdem erfährt der Gruppenleiter dabei ganz
beiläufig etwas über die Wertvorstellungen - Wertsysteme -
der Teilnehmer und kann seine Strategie darauf abstellen.
Fast nichts stört Gruppenarbeit mehr als das plötzliche
Aufeinanderprallen von verschiedenen Wertvorstellungen.

Medien (womit): Medien können generell in allen Phasen der
Gruppenarbeit eingesetzt werden, von der Problemstellung und
Motivierung über die Informationsdarbietung, Erarbeitung oder
Systematisierung bis hin zur Übung und Vertiefung. Die
Entscheidung über Medien hängt natürlich von ihrer Funktion
während der Gruppenarbeit ab. Die Spannweite ist groß.

- Medien können Werkzeugcharakter haben, wie z.B. Schau-
  bilder, Modelle, Broschüren usw.; sie sollen veranschaulichen, das Einprägen und das Behalten unterstützen.
- Medien können aber auch selbst zu Inhalten, zu Themen
  einer Gruppenarbeit werden. Um die Gruppe für Möglichkeiten und Gefahren der Beeinflussung durch Massenmedien
  zu sensibilisieren, können z.B. ausgewählte Werbespots
  aktiv-kritisch reflektiert werden.

Medien müssen immer mit geeigneten Methoden kombiniert
werden. Um Gruppenarbeit zu initiieren, gibt es beispielsweise bei der Vorführung eines Films verschiedene, seltener
genutzte Möglichkeiten: Der Gruppenleiter kann Beobach-
tungsaufgaben verteilen, einzelne Ausschnitte zeigen, den
Film ohne Ton vorführen, den Film durch andere Medien
ergänzen oder auch das Filmende erfinden lassen.

Methoden (wie): Analog zu den drei Formen der Gruppenarbeit
scheint es mindestens drei verschiedene Methodenkomplexe zu
geben. Für die sachorientierte Gruppenarbeit sind sicherlich
alle aktivierenden Lehr- und Lernmethoden geeignet. Hierbei
geht es ja gerade um die Erarbeitung von Lerninhalten. Da das
Gespräch ein wichtiges Arbeitsmittel dazu ist, muß der
Gruppenleiter Sprechanlässe schaffen und sich mit Gesprächs-
strategien und -techniken, mit Argumentations- und Frage-
techniken sowie mit nonverbalen Interaktionstechniken
vertraut machen. Da sich die personenorientierte Gruppenarbeit noch intensiver auf Einstellungs- und Verhaltensänderungen richtet, erfordert sie eine noch intensivere
persönliche Beteiligung der Gruppenmitglieder. Dem Kursleiter
obliegt hier, spontane Situations- und Erfahrungsaussagen der
Teilnehmer anzuregen bzw. aufzunehmen und zu bewerten.
Deshalb umfaßt das Methodenrepertoire praktische Übungen,
Rollenspiele, Feed-Back, vielleicht Konfliktgespräche,

Erfahrungsberichte mit anschließender Diskussion oder auch ein Selbsterfahrungs- und Selbstbehauptungstraining.

Die Methodenvielfalt ist groß. Bezeichnend dafür ist der Untertitel eines Buches:" 115 Vorschläge für soziales Lernen in der Gruppe". Das sind 115 "Methoden" zum Kennenlernen, zur Interaktion und Kommunikation, zur Selbst- und Fremdeinschätzung. Hier ist nicht der Ort, Methoden zu inventarisieren oder gar zu klären, in welchem Kontext sie stehen und welchen theoretischen Hintergrund die diversen Methoden haben. Es gibt keine "Kochrezepte": Ideen, Anregungen und Beispiele aus der einschlägigen Literatur müssen auf die Gruppe abgestimmt werden. Jedem Gruppenleiter kann nur empfohlen werden zu experimentieren, vielfältige Methoden auszuprobieren und - es sei wiederholt - das Potential seiner Gruppe zu nutzen. Wann immer möglich, sollte der Gruppenleiter auch seine Erfahrungen mit Kollegen austauschen. Besonders wirkungsvoll ist es, wenn Gruppenleiter gegenseitig in der Gruppe des Kollegen hospitieren und darüber sprechen, wie sie das Gruppengeschehen erlebt haben. Die "Quasi-Supervision" kann dem Gruppenleiter helfen, die Gruppensituation, die Gruppenatmosphäre bewußter wahrzunehmen, genauer zu analysieren und dadurch für die Gruppe geeignete Methoden sicherer herauszufinden.

Bedingungsfelder

Rahmenbedingungen (wann, wo): Jede Gruppenarbeit findet in einem situativen Umfeld statt, von dem positive und negative Einflüsse auf die Arbeit wirken können. Betrachten wir nur zwei Aspekte, die Raumgestaltung und die Zeitplanung.

"Eine Gruppe braucht ihr Nest". Das Sich-Wohlfühlen-Können ist sicherlich eine Voraussetzung für ein günstiges Lernklima. Bei der Raumgestaltung muß der Gruppenleiter deshalb neben den interaktionsfördernden Bedingungen auch atmosphärische Aspekte beachten. Darüber hinaus spielen die Größe, die Medienausstattung oder auch die Erreichbarkeit, z.B. mit öffentlichen Verkehrsmitteln, durchaus eine Rolle.

Hinsichtlich der Dauer des Gruppentreffens muß man sich immer wieder vergegenwärtigen, daß die Informationsaufnahmekapazität des Menschen schnell erschöpft ist. Um so länger z.B. eine sachorientierte Gruppenarbeit dauert, desto wichtiger ist es, Arbeitsformen, Methoden und Medien zu wechseln, also vorzutragen, zu diskutieren, zu demonstrieren, praktisch zu üben, zu spielen, sich zu bewegen usw. Bei der Festlegung eines Gruppenabends empfiehlt es sich beispielsweise auch, so lächerlich das auch klingen mag, die Sendezeiten der Endlos-Serien im abendlichen Fernsehprogramm zu bedenken.

Gruppenleiter (wer): Der Erfolg einer Gruppenarbeit wird sicherlich stark durch den Führungsstil des Gruppenleiters mitbestimmt. Das Spektrum möglicher Führungsstile reicht vom autoritären, d.h. stark lenkenden, bis hin zum liberalen, freizügigen, sogenannten "laissez faire"-Stil, bei dem die Gruppe sich beinahe vollkommen selbst überlassen ist. Eine aktivierende und motivierende sach- und personenorientierte Arbeit mit der Gruppe erfordert eher einen demokratischen, sozialintegrativen Führungsstil:
- Hinsichtlich des Lernprozesses hat der demokratische Gruppenleiter vor allem die Aufgabe, für ein gemeinsames Zielverständnis und Einverständnis über Ziele zu sorgen, Lernimpulse zu geben, die Teilnehmer bei der Erarbeitung zu unterstützen, Arbeitsprozesse zu koordinieren, Lernergebnisse zu strukturieren, zu bewerten usw.

- Hinsichtlich des sozial-emotionalen Gruppengeschehens
  sollte er die Unsicheren ermutigen, Spannungen innerhalb
  der Gruppe lösen, das Gruppengefühl ansprechen u.ä. mehr.

In der Literatur findet der Gruppenleiter dazu eigentlich nur
wenig konkrete Empfehlungen; meistens wird er zu Selbst-
beobachtung und Selbsterkenntnis aufgefordert. Dazu werden
ihm dann Leitfragen vorgegeben, wie z.B.: "In welchen
Gruppensituationen fühle ich mich wohl und sicher?" oder "Wie
ist meine Einstellung der Gruppe bzw. den einzelnen
Mitgliedern gegenüber?" u.ä. mehr. Die Selbsteinschätzung
eigener Stärken und Schwächen soll ihm helfen, bestimmte
Verhaltensweisen zu festigen, andere gezielt zu ändern.

Als weitere Hilfe werden dem Gruppenleiter die bekannten
Typen-Beschreibungen gegeben.- Der "Missionar" wird beispielsweise als engagiert, überzeugend und transparent
beschrieben, der ideologisch überzeugend wirken will, er
läuft dabei allerdings Gefahr, daß seine Zuhörer gegen das
dogmatische Auftreten protestieren und sich nach einer kurzfristigen Begeisterung distanzieren. Der "Schulmeister" wird
als fürsorglich, belehrend und alles-wissend charakterisiert,
der seine Gruppenarbeit stark strukturiert, viel Information
anbietet und in wechselnden Medien und Methoden aufbereitet,
er geht dabei das Risiko ein, seine Teilnehmer mit Information zu überfrachten und nimmt der Gruppe die Chance,
selbständig zu Zielen und Ergebnissen zu finden.
Bieger beschreibt darüber hinaus den Super-Experten, den
Funktionär, den Entertainer, den Guru und den Manager. Obwohl
hier Eigenschaften stereotyp zusammengefaßt werden, bietet
die Beschreibung auf ihre Art doch Anreiz und Möglichkeit,
über den eigenen Arbeits- und Führungsstil zu reflektieren.

Gruppenmitglied (mit wem): Es entspräche der Metapher "Eulen nach Athen tragen", wenn an dieser Stelle begründet würde, warum bei der Gruppenarbeit Interessen, Vorkenntnisse, das soziale Umfeld, Alter und Geschlecht der Teilnehmer berücksichtigt werden müssen, manches ist schon erwähnt. Betrachten wir dagegen weitere Typisierungen; denn auch für die Gruppenmitglieder gibt es Grobklassifizierungen. Nix beschreibt 12 Charaktere und gibt auch Anregungen, wie sie zu behandeln sind: den Positiven, den Negativen, den Humorvollen, den Streitsüchtigen, den Alleswisser, den Redseligen usw. Andere Beschreibungen, wie z.B. der Initiator, der Koordinator, der Kritiker u.ä. mehr sprechen dagegen die Funktion der Teilnehmer in der Gruppe direkter an und gehen damit auf die Rolle, auf den Platz des einzelnen in der Gruppe ein. Das Konzept der Rolle kann dazu beitragen, das Verhalten des einzelnen Gruppenmitgliedes besser zu verstehen und vorherzusagen. Die skizzierten Kategorisierungen sind dabei genügend deskriptiv, so daß der Gruppenleiter sie mit etwas Übung durchaus für die Beobachtung und Analyse verwenden kann.

Damit ist das didaktische Modell skizzenhaft vorgestellt. Hinter jeder seiner Komponenten stehen die Erkenntnisse ganzer Wissenschaftszweige. Vieles was sie erarbeiteten, mußte unerwähnt bleiben. Dennoch: Das Modell enthält Anregungen für die Planung, Durchführung und Bewertung von Gruppenarbeit. Es ermöglicht darüber hinaus, zusätzliche Aspekte einzuordnen, die sich aus der praktischen Arbeit oder der Literatur ergeben.

Abschließend bleibt festzustellen, daß die Arbeit mit Gruppen weiterhin an Bedeutung gewinnen wird. Denn im Bereich der Erwachsenenbildung ist der Erwerb von Kompetenz durch gemeinsames Erarbeiten, Erproben und Erleben in einer Gruppe leichter und dauerhafter. Diese Entwicklung zum sozialen Lernen wird für den modernen Menschen immer bedeutender. Dabei wird es immer wichtiger für den Gruppenleiter, auf die Pluralität der Wertesysteme zu achten, denn sie finden ihre eigene Ausprägung in den Gruppenmitgliedern, sie wirken sich auf jede Gruppenarbeit aus. Dort ist für die Beteiligten zum Glück die notwendige Toleranz leichter zu erlernen als im Alltag. Dies allein ist neben den speziellen Zielen der Gruppenarbeit bereits ein Gewinn an Gesundheit, an psychosomatischer Gesundheit.

Weiterführende Literatur

Bachmair S, Faber J, Kolb R, Willig W (1985) Beraten will gelernt sein: Ein Übungsbuch für Anfänger und Fortgeschrittene, 3. Aufl. Beltz, Weinheim, Basel

Brand AChrI (1980) Arbeit mit Gruppen in der Gesundheitshilfe. In Nijkerk KJ, Praag PhH von (Hrsg) Die Arbeit mit Gruppen . Ein Handbuch, 2. Aufl. Lambertus, Freiburg im Breisgau

Bredenpohl M, Jeske H (1988) Der Beratungsdiamant - Ernährungsberatung mit Schliff (II). Ernährungs-Umschau 3:75-81

Griesbeck J (1983) Eine Gruppe leiten: Einstiege - Ziele - Hilfen. Don Bosco, München

Have TT ten (1980) Gruppendynamik, Gruppenarbeit und Erwachsenenbildung. In: Nijkerk KJ, Praag PhH von (Hrsg) Die Arbeit mit Gruppen. Ein Handbuch, 2. Aufl. Lambertus, Freiburg im Breisgau

Heimann P, Otto G, Schultz W (1965) Unterricht - Analyse und Planung. Schroedel, Hannover

Höder CJ, Kutzleb U, Stobbe A, Weber B (1977) Die spielende Gruppe. 115 Vorschläge für soziales Lernen in Gruppen, 6. Aufl. Jugenddienst und J. Pfeiffer, Wuppertal

Hüch HW (1978) Gruppe mit Programm. 85 Vorschläge. J. Pfeiffer, München

Jeske H, Bredenpohl M (1987) Der Beratungsdiamant - Ernährungsberatung mit Schliff (I). Ernährungs-Umschau 1:17-20

Jeske H, Sassen G (1987) GE-SEGMENTE: Leitlinien für die Ver-
mittlung präventiven Wissens in Wort, Schrift und Bild. In:
Laaser U, Sassen G, Murza G, Sabo P (Hrsg) Prävention und
Gesundheitserziehung. Springer, Berlin Heidelberg New York

Kösel E (1976) Sozialformen des Unterrichts. Otto Maier,
Ravensburg (Workshop Schulpädagogik: Materialien 4, 5. Aufl.)

Luft J (1972) Einführung in die Gruppendynamik. Ernst Klett,
Stuttgart

Messer A, Schneider J, Spiering T (1975) Planungsaufgabe
Unterricht. Otto Maier, Ravensburg (Workshop Schulpädagogik:
Materialien 10, 2. Aufl.)

Neumann R (1978) Zielwirksam reden. expert, Grafenau/
Württemberg

Nix UM (1985) Überzeugend und lebendig reden. So steigern Sie
Ihre persönliche Ausstrahlungskraft. mvg, Landsberg am Lech

Sassen G (1985) Gesundheitserziehung heute. Von der Volksauf-
klärung zum Sozialen Marketing. Ernährungs-Umschau 4:109-113

Schwäbisch L, Siems M (1974) Anleitung zum sozialen Lernen
für Paare, Gruppen und Erzieher. Rowohlt Taschenbuch, Reinbek

Strategien in der Erwachsenenbildung

U. Kontner und *B. Fischer*

Einführung

Die Anwendung von Strategien in der Erwachsenenbildung bedeutet, daß im Lernprozeß möglichst optimale Hilfen und Wege zur Erreichung der Lernziele angeboten werden. Diese Lernziele können sowohl die Aneignung eines bestimmten Wissens, als auch die Entwicklung eines neuen Verhaltens sein. Beide Aspekte sind im Begriff des Lernens enthalten (Siebert 1972) und damit als Aufgabe der Erwachsenenbildung zu sehen. Die Anwendung von Strategien als zielgerichtete Vorgehensweise erfährt aber dort ihre Einschränkung, wo die Selbstbestimmung des Lernenden gefährdet wird. Denn die Erwachsenenbildung ist definiert unter den Prämissen der Mündigkeit, Kritikfähigkeit und Selbstbestimmung (Siebert 1972).

Die Gesundheitsbildung und darin eingeschlossen die Patienteninformation kann als ein Gebiet der Erwachsenenbildung betrachtet werden. Gerade auf diesem, sehr persönliche Belange tangierenden Gebiet ist die Berücksichtigung der genannten Prämissen durch den Lehrenden um so mehr erforderlich. Er hat in der Gesundheitsbildung gegenüber dem Patienten folgende Aufgaben zu erfüllen:
- die Wissensvermittlung im Rahmen der Patienteninformation
- die Motivation zu einer Lebensweise, die der Gesundheit des Patienten dient
- die partnerschaftliche und fachkundige Unterstützung bei notwendigen Verhaltensänderungen

Hierzu werden beispielhaft drei Strategien aufgezeigt, die sich als günstig bei der Erfüllung der gestellten Aufgaben erwiesen haben.

Bei der Entwicklung dieser Strategien stand immer die Frage
im Vordergrund: Wie kann die Motivation des Patienten so
gefördert werden, daß die Chance für eine Verhaltensänderung
möglichst groß ist und damit den Bemühungen der Gesundheitsbildung Erfolgsaussichten gegeben sind?

Zum einen bietet das Modell der Motivationsklassen hierfür
einen theoretischen Erklärungsansatz. Zum anderen ist bei der
konkreten Umsetzung der Strategien in der Patienten-
information eine Orientierung an vier didaktischen Prinzipien
der Erwachsenenbildung vorteilhaft. Das Modell der Motivationsklassen, die didaktischen Prinzipien und die entwickelten Strategien oder Vorgehensweisen der Gesundheitsbildung
werden im folgenden erläutert.

Motivationsklassen in der Erwachsenenbildung

Das Modell der Motivationsklassen liefert Erklärungsansätze
für die Notwendigkeit einer differenzierten Vorgehensweise
des Lehrenden im Lernprozeß. Er kann aus diesem Modell
ersehen, welche Motive z.B. des Patienten den Lernprozeß
beeinflussen können und dieses Wissen in die Vorbereitung und
Begleitung des Lernprozesses einfließen lassen.

Aufgrund von Untersuchungen über das Lernen werden in diesem
Modell folgende Motivationsklassen unterschieden:

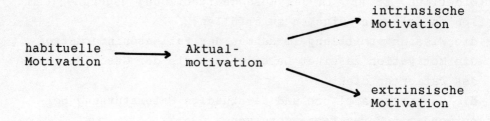

Die Motivationsklasse der habituellen Motivation beinhaltet die grundsätzliche Einstellung eines Menschen zum Lernen. Sie ist sehr stark geprägt durch die persönliche Lerngeschichte, beispielsweise durch Erfahrungen, die während der Schulzeit gemacht wurden. Diese Erfahrungen können sich im negativen Falle als lebenslange Lernhemmung erweisen.

Unter Aktualmotivation wird das aktuelle Interesse an den angebotenen Lerninhalten verstanden. "Die Aktualmotivation läßt sich in extrinsische und intrinsische Motive unterscheiden, wobei sich extrinsische Motive auf den äußeren Erfolg und die soziale Wirkung einer Lernaktivität beziehen ...". "Unter intrinsischer Motivation verstehen wir ein Interesse am Lerngegenstand, ohne daß dieses Interesse im traditionellen Sinn >> zweckfrei << sein muß" (Siebert 1972).

Von diesem theoretischen Modell der Motivationsklassen lassen sich Vorgehensweisen für die praktische Arbeit in der Gesundheitsbildung und Patienteninformation ableiten. Wenn der Lernprozeß von diesen verschiedenen Motivationsklassen beeinflußt ist, so wird der Lehrende überlegen, wie er auf diese fördernd im Sinne des Lernziels einwirken kann.

In der Vorbereitung und Durchführung von gesundheitsbildenden Maßnahmen könnten sich im Sinne dieses Modells beispielsweise folgende Fragen stellen:
- Ist es günstig, vor Einstieg in das eigentliche Thema die Lernbereitschaft (habituelle Motivation) der Patienten abzuklären, eventuell darüber zu sprechen?
- Ist es möglich, daß ein vorhandenes Desinteresse an den Lerninhalten nicht in der Darstellungs- oder Aufarbeitungsform durch den Lehrenden, sondern in einer Ablehnung des "Neuen" zu suchen ist? Dies könnte organisch bedingt

sein (z.B. psychoorganisches Syndrom); auch andere
Möglichkeiten wie Abwehrmechanismen
könnten hier eine Rolle spielen, die z.B. zum Schutz der
bisherigen Einstellungs- und Verhaltensweisen aufgebaut
werden.
- Welches aktuelle Interesse hat der Lernende am Lerngegenstand (z.B. persönliche Betroffenheit des Patienten,
Anregung von Erfahrungsberichten und -austausch)?
Wie kann ein Thema so aufgearbeitet werden, daß das
aktuelle Interesse gefördert wird (z.B. Einbeziehung
aktueller Nachrichten der Medien)?
- Welche äußeren Anreize könnten zur Stärkung der extrin-
sischen Motivation angeboten werden? Wie kann die Über-
tragbarkeit der Lerninhalte auf das Alltagshandeln gewährleistet und damit die intrinsische Motivation gestärkt
werden?

Die durch das Modell der Motivationsklassen angeregten Fragen
sollten sich auf die Maßnahmenplanung in der Gesundheitsbildung auswirken. Die Berücksichtigung der aufgezeigten
unterschiedlichen Motive ist für eine effektive Patienten-
information in der Gesundheitsbildung sicher von Vorteil.

Gerade weil das Ziel der Patienteninformation oft auch eine
Verhaltensänderung einschließt, können die Motive, die den
Einstellungen, Werthaltungen usw. des Patienten zugrunde
liegen, nicht ohne Beachtung bleiben.

Didaktische Prinzipien
(vgl. hierzu Kuypers 1985)

Neben der Beachtung der Motivationsklassen hat sich als günstig für die Entwicklung und Umsetzung von Strategien in der
Gesundheitsbildung die Organisation an vier didaktischen

Prinzipien erwiesen. Unter Didaktik wird die Organisation von Lehr- und Lernprozessen verstanden, d.h. die Vorbereitung, Durchführung und Nachbearbeitung dieser Prozesse, die z.B. bei einer gezielten Patienteninformation im Einzel- oder Gruppengespräch notwendig sind.

"Das Prinzip der Wissenschaftlichkeit"

- Die Inhalte einer Patienteninformation sollten so präsen-
  tiert werden, daß auch ihre wissenschaftliche Begründung
  bzw. die wesentlichen Zusammenhänge für den Patienten
  nachvollziehbar bleiben.
- Die Inhalte sollten auf grundsätzliche Strukturen und
  verwendbare Prinzipien (Umsetzbarkeit und Anwendbarkeit)
  reduziert werden.

Dieses Prinzip schafft die Voraussetzung, daß der Patient kompetent, fachkundig und zugleich handlungsfähig werden kann.

"Das Prinzip der Praxisorientierung"

- Das Vorwissen und der Erfahrungshorizont des Lernenden
  sollte der Ausgangspunkt für einen neuen Lernprozeß
  sein. An Sachverhalte, die dem Patienten bekannt sind,
  sollte deshalb angeknüpft werden.
- In der Lernsitation sollten reale und handlungsbezogene
  Situationen geschaffen werden, in denen für die Alltags-
  situation gelernt werden kann.

Die Praxisrelevanz des Gelernten hat für die Aktualmotivation eine besondere Bedeutung. Gerade der Erwachsene lernt aufgrund konkreter Interessen. Hierzu muß er neuerworbenes Wissen in seine bisherigen Erfahrungen und Kenntnisse integrieren und eventuell in neue Verhaltensweisen umsetzen.

"Das Prinzip der Freizeitorientierung"

- Im Lernprozeß sollten Aktivität und Kreativität gefördert
  werden.
- Durch einen partnerschaftlichen Lehrstil sollte eine
  positive und freundschaftliche Unterrichtsatmosphäre
  geschaffen werden.
- Dem Lernenden sollte ein Höchstmaß an eigenen Entscheidun-
  gen und freiwilligem Lern- und Leistungsaufwand zuge-
  billigt werden.

Die zu Beginn aufgeführten Prämissen der Erwachsenenbildung
(Mündigkeit, Selbstbestimmung) finden sich in diesem didaktischen Prinzip wieder.

"Das Prinzip der didaktischen Reduktion"

- Die Lerninhalte sollten auf fundamentale Aussagen redu-
  ziert werden, wobei ausgehend von diesen eine starke
  Differenzierung (vom Elementaren zum Differenzierten, vom
  Leichten zum Schweren) angestrebt werden kann.

Diese Reduktion muß an folgenden Kriterien orientiert werden:
- wie ist die Motivationsstruktur des Adressaten?
- welche Vorkenntnisse können vorausgesetzt werden?
- wieviel Zeit steht zur Verfügung?
- wo ist die Grenze zwischen Reduktion und unzulässiger
  Simplifizierung? (Simplifizierung würde Informationsver-
  lust bedeuten; Reduktion meint die Verdichtung von
  wesentlicher Information)

Die Berücksichtigung des Modells der Motivationsklassen ist
für den Lehrenden in der Gesundheitsbildung ebenso ein Hilfsmittel wie die Orientierung an den genannten didaktischen
Prinzipien bei der Weitergabe von Informationen an Patienten.

In der konkreten Arbeitspraxis können beide als brauchbare Stützen dienen.

Anhand von drei bewährten Vorgehensweisen oder Strategien der Gesundheitsbildung wird dies nochmals aufgezeigt.

Strategien zur Gesundheitsbildung

Die konkrete Handlung als Ausgangspunkt einer Verhaltens-änderung

Im Rahmen der Gesundheitsbildung ist das Ziel der Maßnahmen in der Regel die Wissensvermittlung und die Verhaltens-änderung.

Während im Bereich der Wissensvermittlung die kognitive Ebene im Vordergrund steht, hat sich bei intendierten Verhaltens-änderungen die Reihenfolge Psychomotorik, Emotion und an dritter Stelle Kognition als günstig erwiesen. Dies bedeutet, daß aufgrund einer konkreten Handlung Erfahrungen gemacht werden können, über die auf der emotionalen Ebene beispiels-weise eine Beurteilung möglich ist oder ein Interesse geweckt wurde. Die gemachten Erfahrungen werden dann durch entsprechendes Fachwissen kognitiv untermauert. Das Kochen einer Patientengruppe in der Diätküche, die Beurteilung der hergestellten Speisen durch die Patienten und die Darlegung der Zusammenhänge zwischen Zutatenauswahl und ihren Einflüssen auf den Gesundheitszustand würde z.B. dieser Reihenfolge entsprechen. Die konkrete Handlung ist hierbei günstiger Ausgangspunkt für eine Verhaltensänderung.

Im Sinne der Motivationsklassen und unter Berücksichtigung der didaktischen Prinzipien können als Vorteile dieser Strategie genannt werden:

- Durch die Handlung kann die Aktualmotivation besonders gestärkt werden.
- Die Handlung vermittelt ein gemeinsam aktuell erarbeitetes und aktuell verfügbares Erfahrungswissen, das als Gesprächsgrundlage genutzt werden kann.
- Aufgrund der Handlung ist ein konkretes Beispiel vorhanden, auf dem der Lehrende aufbauen kann, um weiteres Wissen zu vermitteln.
- Die Handlung fördert die Aktivität und Kreativität.

Die Informationsstufenleiter in der Gesundheitsbildung

Bei dieser Vorgehensweise wird davon ausgegangen, daß es günstig ist, wenn eine sogenannte Parolenbildung am Anfang der Informationsbildung steht (Fischer et al. 1981). Im Sinne der Motivationsklassen und unter Berücksichtigung der didaktischen Prinzipien können als Vorteile dieser Strategie genannt werden:
- Die Aufstellung einer bestimmten Parole, z.B. als Allgemeingut einer Klinik oder als Leitsatz einer Patientengruppe, kann sich positiv auf die extrinsische Motivation auswirken.
- Die Parole kann als vereinbartes Minimalziel fungieren und damit auch bei geringer habitueller Motivation oder geringer Allgemeinmotivation eine Chance zur Akzeptanz erhalten.
- Im Sinne der didaktischen Reduktion kann ein solcher Leitsatz als Ausgangspunkt für eine differenzierte Wissensvermittlung genutzt werden.
- Die Parolenbildung muß eindeutig und klar sein, es dürfen keine Doppeldeutungen enthalten sein.

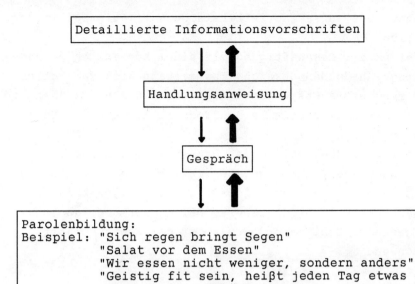

Detaillierte Informationsvorschriften

Handlungsanweisung

Gespräch

Parolenbildung:
Beispiel: "Sich regen bringt Segen"
         "Salat vor dem Essen"
         "Wir essen nicht weniger, sondern anders"
         "Geistig fit sein, heißt jeden Tag etwas
          Neues, etwas Schönes tun"

Die Gesundheits-Schlachtordnung bei multiplen Risikofaktoren

Bei dieser Vorgehensweise liegt die Annahme zugrunde, daß
gesundheitsbildende Maßnahmen und ein sichtbarer medizi-
nischer Erfolg einen Risikofaktor (z.B. I) löschen. Der
Patient löscht nun, motiviert durch den Erfolg (I), weitere
Risikofaktoren (z.B. II, III) selbsttätig. Dahinter steht der
"Glauben an die Selbstverwirklichung akzeptierter Ideen" oder
"Health spreading factor" (Gesundheitsausbreitungsfaktor)
(Fischer et al. 1981).

Im Sinne der Motivationsklassen und unter Berücksichtigung
der didaktischen Prinzipien können als Vorteile dieser
Strategie genannt werden:
- Wenn der Patient bei der Bearbeitung eines bestimmten
  gesundheitsschädigenden Verhaltens Erfolge erzielen kann,

so hat dies auf seine intrinsische Motivation positiven
Einfluß.

- Aufgrund der Beschäftigung mit einem begrenzten gesund-
heitsgefährdenden Bereich (Thema) kann sich der Patient
ein fundiertes Wissen aneignen. Diese Kompetenz kann sich
in erhöhter extrinsischer und/oder intrinsischer Motivation niederschlagen.

- Da bei gesundheitsbildenden Maßnahmen meist nur ein
begrenzter Zeitrahmen gegeben ist, sollte auch die behandelte Thematik diesem angepaßt sein (weniger kann mehr
bedeuten). Die Vorgehensweise bei dieser sogenannten
Gesundheits-Schlachtordnung kommt der Zeitknappheit
entgegen.

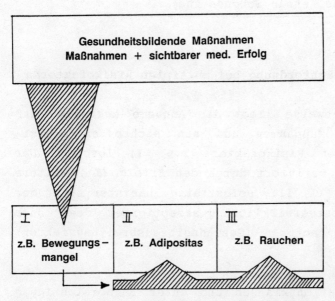

Abb. 1. Vorgehensweise bei multiplen Risikofaktoren
(Fischer et al. 1981)

Zusammenfassung

Die Berücksichtigung von Erkenntnissen aus dem Bereich der
Erwachsenenbildung ist bei der Planung und Durchführung von
Maßnahmen der Gesundheitsbildung wesentlich. In besonderem
Maße gilt dies dort, wo bei Patienten Verhaltensänderungen
dringend angebracht wären, aber nicht durchgeführt werden.

Die vorangegangenen Ausführungen bezüglich des Modells der
Motivationsklassen, bezüglich der didaktischen Prinzipien und
die beispielhaft aufgeführten drei Strategien geben einige
Hinweise, wie differenziert ein Lernprozeß betrachtet werden
kann und welche Folgerungen daraus abzuleiten sind. Dahinter
steckt letztendlich die Problematik, daß "Wissen" nicht
gleich "Wollen" und "Können" bedeutet. Eine effiziente
Gesundheitsbildung wird aber notwendigerweise den Weg dazu
mit berücksichtigen müssen.

Literatur

Fischer B, Fischer U, Lehrl S (1981) Strategien der Gesundheitsbildung im Heilverfahren. Das öffentliche Gesundheitswesen 11: 43:539-623

Kuypers S (1985) Didaktisch-methodische Realisierung von
Unterrichtsinhalten. Handbuch der Erwachsenenbildung Band 7.
Didaktik der Erwachsenenbildung

Siebert H (1972) Erwachsenenbildung, Aspekte einer Theorie.
Bertelsmann Universitätsverlag, Düsseldorf

Patientenbetreuung bei arterieller Hypertonie: ein interaktiver Ansatz

U.J. Grüninger[1]

Herausforderungen an die Patientenberatung bei Hypertonie

Die arterielle Hypertonie ist einer der häufigsten Konsultationsgründe in der Praxis des Arztes. Unter den Themen, für die sich Ärzte in ihrer Arbeit besonders einsetzen, liegt die Hypertonie zusammen mit Rauchen und Ernährung im Spitzentrio, wie wir in einer eben abgeschlossenen Repräsentativbefragung der Schweizer Ärzteschaft gefunden haben [6].

Trotzdem ist der Stand der Erfassung, Therapie und Betreuung im Bereich Hypertonie nicht optimal. Es gibt drei Problembereiche, von denen sich der Arzt heute bei der Betreuung hypertensiver Patienten herausgefordert sieht: es sind dies das ungenützte therapeutische Potential, das ständig wachsende und sich wandelnde Angebot diagnostischer und therapeutischer Maßnahmen und die unbefriedigende Nachfrage der Patienten nach Beratung.

Das therapeutische Potential ist zu wenig genützt

Wenn wir die bekannten Zahlen betreffend Grad von Erfassung, Behandlung und Kontrolle des Bluthochdrucks [8] einmal etwas anders darstellen (Abb. 1), dann wird ersichtlich, daß rund drei Viertel aller Hypertoniker nicht oder ungenügend erfaßt

---

[1] mit Unterstützung des Schweizerischen Nationalfonds zur Förderung der wissenschaftlichen Forschung, Kredite Nr. 31-9256.87 und Nr. 3200.009530

und behandelt sind, aber auch daß bei diesen jeder zweite von
verbesserter Betreuung und Beratung profitieren könnte [9].

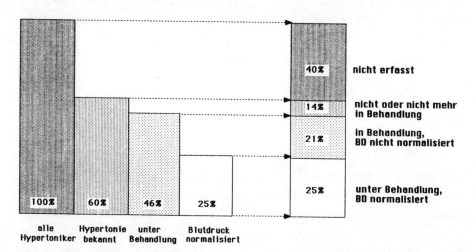

Abb. 1. Erfassung, Behandlung und Kontrolle der Hypertonie
(modifiziert nach [7])

Das Angebot diagnostischer und therapeutischer Maßnahmen wächst ständig

Hypertonie ist sowohl eine Krankheit als auch ein kardiovaskulärer Risikofaktor. Im Bereich der Hypertonie als
definiertes Krankheitsbild erleben wir eine rapide Zunahme
der Zahl von Verfahren, Methoden und Präparaten zur Diagnose
und Überwachung resp. Behandlung. Von diesen stellen viele
neue und sehr konkrete Anforderungen an Art, Inhalt und
Umfang von Patientenbetreuung und -beratung, wie zum Beispiel
ambulante Blutdrucktagesprofile, Blutdruckselbstmessung und
neue hochwirksame Antihypertensiva [2].

Stark gestiegene Ansprüche an die Beratung stellen auch die Diagnostik, Therapie und Beratung im Rahmen des Risikofaktorenkonzepts, zu dessen Entwicklung die Erfahrungen mit der Hypertonie sehr viel beigetragen haben. Wir haben gelernt, multikausal zu denken und multifaktoriell abzuklären, und nun sind wir aufgefordert, auch entsprechend multifaktoriell zu intervenieren [14].

Die Nachfrage der Patienten nach Beratung wird ungenügend erfüllt

Es gibt gute Gründe anzunehmen, daß wir Ärzte das Interesse unserer Patienten für ihre Behandlung unterschätzen und entsprechend die Patienten ungenügend in das Management ihrer Hypertonie einbeziehen. Eine kürzlich durchgeführte Umfrage bei Schweizer Hypertonikern (Explora AG [1988] Befragung von Hypertonikern über den Umgang mit ihrer Krankheit. Hoffmann-La Roche, Basel, unveröffentlichte Daten) gibt diesbezüglich deutliche Fingerzeige (Abb. 2): weniger als die Hälfte aller Hypertoniker haben allgemeine Ratschläge bezüglich anerkannter nichtmedikamentöser Maßnahmen erhalten, und von diesen Ratschlägen waren nach Ansicht nur ein Siebtel (im Fall der Alkoholeinschränkung) bis höchstens ein Drittel (für fettarme Ernährung) konkret genug für die Umsetzung in den Alltag.

Konsequenzen für die Patientenberatung heute

Die verbesserte Ausschöpfung des brachliegenden therapeutischen Potentials und die steigenden Anforderungen in Diagnose und Therapie verlangen seitens des Arztes ein verstärktes Einbeziehen des Patienten in den Betreuungsprozeß; dies findet seine Entsprechung im erforderlichen vermehrten

Engagement seitens des hypertensiven Patienten. Wie diese
Zusammenarbeit im Interesse des Therapieprozesses und -erfol-
ges besser strukturiert und damit wirksamer gestaltet werden
kann, ist Thema dieses Aufsatzes.

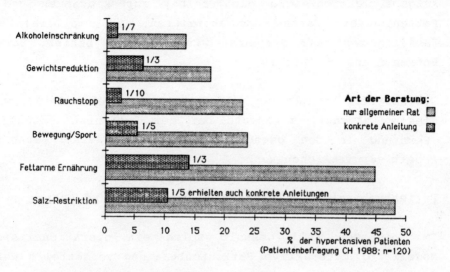

Abb. 2. Ausmaß der Beratung von Hypertonikern für verschiedene nichtmedikamentöse Maßnahmen (Explora AG [1988], nicht
publizierte Daten)

Es geht um eine Rollenneuverteilung zwischen Arzt und
Patient. Denn beide haben etwas aufzugeben: der Arzt etwas
von seinem Status und seiner Autorität, der Patient die oft
bequeme Delegation von Verantwortung und Arbeit. Beide
gewinnen aber auch etwas: der Arzt Entlastung von Arbeit und
Verantwortung, der Patient Selbständigkeit und Eigen-
verantwortung. Diese neue Rollenverteilung wird nur dann
funktionieren, wenn die Rechnung für beide Seiten aufgeht.
Und sie geht nur auf, wenn beide Seiten zusammenarbeiten,
interagieren [12]. Das heißt, wenn sich die beiden Seiten
über ihre Erwartungen verständigen, über Ziele einigen und
ihre Mittel und Ressourcen zusammen einsetzen können.

Diese Art der Arzt-Patienten-Zusammenarbeit verlangt zweier-
lei: sie setzt die Fähigkeit zu Kommunikation und Interaktion
voraus. Dabei liegt beim Arzt als fachlich und statusmäßig
stärkerem der beiden Partner die doppelte und paradoxe
Aufgabe, gleichzeitig sich selber zurückzunehmen und den
Patienten und Partner zu aktivieren. Das impliziert einen
Paradigmenwechsel: der Arzt wird vermehrt Lehrer, Berater,
Betreuer und Begleiter.

Gleichzeitig braucht der Arzt aber auch Modelle dafür, wie er
diesen interaktiven Ansatz bei der Patientenbetreuung und
-Beratung in den gegebenen Strukturen seiner ärztlichen
Arbeit verwirklichen kann.

Patientenberatung - Interaktion von Lerner und Lehrer

Im folgenden soll deshalb solch ein operationalisiertes
Modell für interaktive Patientenberatung vorgestellt werden.
Es ist entstanden aufgrund eigener Erfahrungen einerseits in
einer Sprechstunde für Patienten mit mehrfachen Risikofaktoren, andererseits in der Ausbildung von Studenten und
Ärzten. Wir sind zur Zeit daran, es unter kontrollierten
Bedingungen zu evaluieren, und ich stelle das Modell Ihnen
deshalb als Anregung zur Diskussion; die Erfahrungen im
Einsatz in Klinik und medizinischer Aus- und Weiterbildung
bei uns und bei amerikanischen Kollegen sind sehr ermutigend
[3, 5].

Das Modell geht davon aus, daß beim Patienten mit arterieller
Hypertonie durch die Diagnosestellung die Notwendigkeit zu
Änderungen, Umstellungen und Anpassungen entsteht. Diese
Änderungen können vorrangig kognitiver oder emotionaler Art
sein (z.B. Annahme der Diagnose, Informationsbedarf) oder

praktische Verhaltensweisen betreffen (z.B. regelmäßige Blutdruckmessung oder Medikamenteneinnahme, Umstellung in Lebensstil und Gesundheitsverhalten). Diese Änderungen sind in der
Regel langfristig notwendig und erfordern eine entsprechend
einschneidende innerliche und äußere Umstellung in Denken,
Erleben und Handeln.

Die erfolgreiche und anhaltende Lösung dieser Aufgabe
verlangt vom Patienten einen Lernprozeß. Dieser Lernprozeß
hat definierte Lernphasen mit phasenspezifischen Lernaktivitäten, die im nächsten Kapitel einzeln dargestellt werden.
Dieser - oft unfreiwillig begonnene - Lernprozeß ist
prinzipiell Aufgabe und Verantwortung des Patienten. Der Arzt
hat aber die therapeutische Rolle und didaktische Chance, den
Patienten für diesen Lernprozeß zu aktivieren und ihn dabei
zu unterstützen und zu begleiten. Im abschließenden Kapitel
über die Umsetzung in die Praxis wird Schritt für Schritt
dargestellt, wie der Arzt in Interaktion mit dem Patienten
dessen Standort im individuellen Lernprozeß diagnostizieren
kann und wie er daraus seine Intervention und Unterstützung
den phasenspezifischen Lernbedürfnissen des Patienten optimal
anpassen kann.

Der Lernprozeß: ein Zyklus mit definierten Phasen und Aktivitäten

Die Mehrzahl aller Lern- und Änderungsprozesse erfolgt nicht
primär durch bewußten, freiwilligen Entschluß, sondern im
Rahmen von lebensgeschichtlichen Entwicklungen oder unter
Zwang äußerer Ereignisse [11]. Diese beiden letzteren Fakto-
ren spielen auch beim Lernen und Sich-Ändern unserer
Patienten mit, die durch eine Diagnosestellung sich vor die
Notwendigkeit zum Handeln gestellt sehen. Diese Notwen-
digkeit, selber etwas zu unternehmen, ist aber für viele
Patienten, und gerade für jene ohne Beschwerden oder mit

'bloßen' Risikofaktoren, sehr relativ und nicht eigentlich zwingend.

Wer seinen Patienten beim Ändern und Lernen beistehen und sich nicht einfach mit dem Schlagwort der Non-Compliance zufrieden geben will, der muß sich deshalb zunächst fragen: Was veranlaßt Individuen, sich zu ändern? Wie lernen Patienten überhaupt?

Diesen Fragen sind Prochaska et al. [11] in aufschlußreichen Untersuchungen an Personen nachgegangen, die entweder selbständig oder mit professioneller Unterstützung ein bestimmtes Gesundheitsverhalten (beispielsweise Rauchen) geändert hatten. Ihre empirisch erhärteten und andernorts reproduzierten Befunde lassen drei Schlußfolgerungen zu, die sich für das Lernen und Lehren im Rahmen der Patientenberatung als bedeutsam erweisen.

Der Lernprozeß, in dem die untersuchten Patienten ihr Verhalten änderten, war nämlich charakterisiert durch
1) eine definierte Sequenz von Lernphasen
2) ein oft mehrmaliges zyklisches Durchlaufen dieser Phasen
3) phasenspezifische Lernaktivitäten

Lernphasen

Prochaska et al. [11] identifizierten eine Sequenz von vier Hauptphasen, die den Lerner vom Grundzustand **(precontemplation)** zum erfolgreichen Endzustand **(termination)** führen: Erwägungsphase **(contemplation)**, Handlungsphase **(action)** und Erhaltungsphase **(maintenance)** sind die Etappen zum Erfolg, die Rückfallphase **(relapse)** bringt den Lernenden wieder zurück an den Ausgangspunkt. Erwägungs- und Handlungsphase lassen sich noch unterteilen: in der Erwägungsphase bilden sich Problembewußtsein **(awareness)** und Wollen **(intention)**, in der Handlungsphase entwickeln sich Fertigkeiten (Können; **trial**) und Umsetzung **(implementation)**. Tabelle 1 gibt eine Übersicht über diese Phasen und stellt entsprechende Begriffe in Englisch und Deutsch nebeneinander.

precontemplation			---	**Vorphase**	
contemplation	awareness intention	I	Erwägungsphase	Problembewußtsein Wollen
action	trial implementation	II	Handlungsphase	Können/Versuchen Umsetzen
maintenance	maintenance	III	Erhaltungsphase	Dabeibleiben
relapse	relapse	IV	Rückfallphase	Recycling
termination		---	**Abschluß**	

Tabelle 1. Phasen des Lernprozesses zur Änderung von Gesundheitsverhalten (modifiziert nach Prochaska et al. [11])

Zyklischer Prozeß

Das Lernen und Ändern erfolgt nicht immer einfach und linear, sondern zyklisch. Schwierigkeiten, Mißerfolge, Rückfälle sind ein natürlicher Bestandteil des Prozesses, ja sie sind in gewissem Sinn unabdingbar für das Lernen. Wiederholtes Durchlaufen des Lernprozesses, das Recycling, ist deshalb viel mehr die Regel als die Ausnahme und verschafft dem Lernenden Lernerfahrungen, die für anhaltenden Erfolg notwendig sind. Prochaska et al. sprechen in diesem Sinn von einem 'Drehtürprozeß' [11]. Sie haben bei aufhörwilligen Rauchern festgestellt, daß ein Großteil (85%) der Untersuchten nach einem Rückfall gleich wieder einen neuen Zyklus beginnt, während nur eine Minderheit (15%) aussteigt und wieder Precontemplators wird. Erfolgreiche Exraucher haben durchschnittlich dreimal diesen Zyklus durchlaufen. Abb. 3 stellt diesen Kreisprozeß des Lernens und seine Phasen dar.

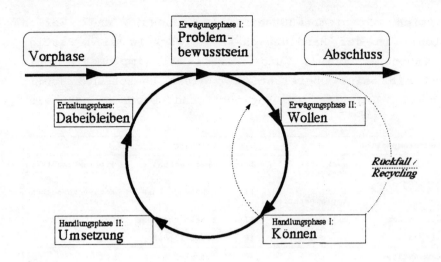

Abb. 3. Phasen im Lernzyklus des Patienten (modifiziert nach [11])

Phasenspezifische Lernaktivitäten

Die Lernaktivitäten, die der lernende Patient benützt, sind verschieden je nach der Lernphase, in der er sich befindet [11]. Diese Lernaktivitäten sind deutlich phasenspezifisch, sie bauen aufeinander auf und bieten einen Ansatz für gezielte Beratungs-Interventionen.

In der **Vorphase (precontemplation)** ist ein Individuum sich eines Problems entweder nicht bewußt oder verleugnet dieses aktiv.

Die **Erwägungsphase (contemplation)** ist gekennzeichnet durch kognitive und emotionale Prozesse. Das Individuum entwickelt durch eigene und fremde Erfahrungen ein Bewußtsein für sein Problem, für seine eigene Rolle dabei und für den daraus entstehenden Handlungsbedarf **(Problembewußtsein; awareness)**.

Dieser erkannte Handlungsbedarf weckt über die daraus folgende kognitive und affektive Restrukturierung von Selbstbild
und Selbstwahrnehmung den Wunsch nach Korrektur der
Situation. Daraus beginnt sich allmählich eine Absicht zur
Änderung zu bilden, eine Handlungsbereitschaft **(Wollen;
intention)** entwickelt sich.

In der **Handlungsphase (action)** entwickeln sich die zur
Änderung erforderlichen Verhaltensaspekte. Diese Phase ist
zunächst gekennzeichnet durch Probehandeln **(trial)**. Das Aus-
probieren neuer Verhaltensweisen erlaubt die Entwicklung
neuer Fertigkeiten **(Können)**, die für die spätere Umsetzung
und Erhaltung wichtig sind (instrumentelle Fertigkeiten und
Bewältigungsverhalten). Gleichzeitig gibt das Probehandeln
dem Individuum Feedback darüber, wie die Umgebung das
geänderte Verhalten akzeptiert und darauf reagiert. Positive
Erfahrungen verstärken die vorhandene Handlungsbereitschaft
und leiten über zum **Umsetzen (implementation)** der Absicht in
den Alltag. Dabei gilt es, Probleme vorausschauend zu erkennen und Lösungsmöglichkeiten zu entwickeln. Bewältigungsstrategien spielen hier eine wichtige Rolle (Umgang mit
Anreizen und Versuchungen, Ausschalten oder Umgehen derselben, Belohnung für Teilerfolge).

In der **Erhaltungsphase (maintenance)** liegt die Hauptaufgabe
bei der Bewältigung von inneren und äußeren Hindernissen
(Coping), in der Wahrung erreichter Erfolge und in der Vermeidung von Mißerfolgen und Rückfällen. Ein vorhandenes oder
zu schaffendes Netz sozialer Unterstützung und tragfähige
Bewältigungsstrategien (Coping) sind Bestandteil dieser Rückfallprophylaxe [13].

Ein **Rückfall** oder Ausrutscher ist nicht einfach das Ende der
Erhaltungsphase, sondern stellt eine separate und wichtige

Lernphase dar. Ein Mißerfolg hat eine tiefe Wirkung auf den Lernenden, denn er muß mit Gefühlen von Schuld, Hilflosigkeit und Enttäuschung fertigwerden. In der Phase des **Rückfalls (recycling, relapse)** entscheidet sich das weitere Schicksal des begonnenen Lernprozesses [8].

Der Beratungsprozeß: interaktives Vorgehen in Abhängigkeit vom Lernstadium

Wohl haben viele erfahrene Ärzte und Berater die Gesetzmäßigkeiten im Lernen des Patienten bereits intuitiv erkannt und genutzt, doch blieben die ihrem Vorgehen zugrundeliegenden Prinzipien dem Außenstehenden allzuoft unklar. Die Kenntnis des dargestellten Ablaufs des Lernprozesses beim Patienten erlaubt es nun, die Rolle, die Aufgaben und Möglichkeiten des Arztes in der Beratung transparenter zu machen.

Durch die systematische Ausrichtung der Beratungsschritte des Arztes auf das Lernstadium und die damit verbundenen Lernbedürfnisse des Patienten ergeben sich neue Möglichkeiten zur effizienteren Strukturierung der ärztlichen Beratung in der Praxis. Dieser phasenorientierte Ansatz macht es möglich, spezifische Beratungsschritte zu identifizieren, die entsprechenden Kenntnisse und Fertigkeiten zu definieren und Lösungsansätze zu entwickeln, die dann gelehrt, gelernt und praktiziert werden können [4]. Patientenberatung, verstanden als interaktives Lernen, bietet einen systematischen Ansatz zur Strukturierung und Operationalisierung der immer wichtiger werdenden Tätigkeit des Arztes als Berater seiner Patienten.

Vorbedingungen

Voraussetzung für ein erfolgreiches Sich-Ändern und Lernen ist eine tragfähige Arzt-Patientenbeziehung, insbesondere bei Patienten, die sich noch in der Vorphase **(precontemplation)** befinden, damit die Beratung nicht als Einschränkung und Zwang erlebt wird, sondern als Unterstützung bei der Verarbeitung der lebensgeschichtlichen, umweltbedingten oder freiwillig angestrebten Veränderungen [11]. Merkmale einer guten therapeutischen Beziehung sind auf Seiten des Arztes das Bemühen um echte Anteilnahme an der besonderen Situation des Patienten, um Verständnis für dessen persönliche Erfahrungen, Widerstände und Bedürfnisse und um ein glaubhaftes Engagement im besten Interesse desselben. Damit läßt sich eine in unserer traditionellen Arzt-Patienten-Hierarchie angelegte Falle am besten vermeiden oder überwinden, die darin besteht, daß Arzt und Patient sich in einem unproduktiven Wechselspiel von Autorität und Abhängigkeit, Vorwurf und Abwehr, Zwang und Verteidigung festfahren und gar nicht zur echten, aufgabenorientierten Kooperation vorstoßen.

Drei Prinzipien interaktiver Patientenberatung

Interaktive Patientenberatung benützt drei Prinzipien, die sich direkt von den drei Grundcharakteristiken des Lernprozesses ableiten (Abb. 4) [5, 11]:

1) Der Beratungsprozeß verläuft wie der Lernprozeß mehrstufig und zyklisch, unter Ausnutzung der Motivationen, der Fähigkeiten und Ressourcen des Patienten und des Faktors Zeit.

2) Der Beratungsprozeß konzentriert sich darauf, die phasentypischen Lern- und Änderungsbedürfnisse des Patienten zu

eruieren und mit phasengerechten Interventionen zu unterstützen.

3) Phasengerechte Beratung wird erreicht durch eine struktu-
rierte Interaktion, in welcher offene Schlüsselfragen
(trigger questions) an den Patienten dazu dienen, einerseits die notwendige diagnostische Information über Lernstadium und Lernbedürfnisse zu erhalten, andererseits aber
gleichzeitig den Patienten bei seinen eigenen Lernaktivitäten zu stimulieren.

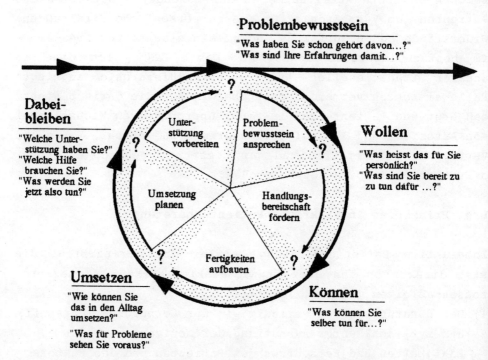

Abb. 4. Interaktive Patientenberatung: Lernstadien, Bera-
tungsaufgaben, Schlüsselfragen

Wie aber, so wird der Leser jetzt fragen, kann ich diese Prinzipien praktisch in meiner täglichen Arbeit umsetzen?

Diagnose und Intervention in der Beratung: Anknüpfungspunkte zum traditionellen medizinischen Vorgehen

Der Einstieg in die Beratung knüpft formal gesehen beim üblichen medizinischen Vorgehen an: vor jeder therapeutischen Intervention ist ein diagnostischer Schritt notwendig. Das gilt auch für die Beratung. Diagnostische Fragen dienen dazu, eine medizinische Anamnese zu erheben und therapeutische Interventionen zu planen; analog sind diagnostische Fragen auch ein weiterer Weg, Lernstadium und Lernbedürfnisse zu erfassen und einen individuellen Beratungsplan zu erarbeiten [15].

Wir schlagen in unserem Modell der interaktiven Patientenberatung deshalb vor, daß der Arzt jede der fünf Phasen der Patientenberatung mit spezifischen offenen Fragen **(Schlüssel-Fragen)** einleitet, die wir im nächsten Kapitel im einzelnen darstellen werden.

Die gezielte Verwendung von offenen Schlüsselfragen will ein Hauptproblem bei der Patientenberatung angehen. Diese liegt darin, daß der Arzt sich selber zurückhalten und dafür der Patient aktiv werden muß. Das geht quer zum traditionellen Rollenverständnis von beiden. Arzt **und** Patient sind es gewohnt, daß der Arzt die Hauptrolle spielt, d.h. den Patienten führt und ihm verordnet, was gut für ihn ist [16]. Solche Erwartungen sind kontraproduktiv im Rahmen einer lern- und verhaltensorientierten Patientenberatung, denn die vom Patienten erwarteten Aktivitäten und Änderungen können nur von diesem selber praktisch definiert und in den Alltag umgesetzt werden.

Hier weicht deshalb unser Modell klar ab vom eingangs
erwähnten Diagnose/Therapie-Schema: die Schlüsselfragen, die
wir im folgenden im Detail vorstellen werden, sind nicht bloß
diagnostische Hilfsmittel, sondern sie unterstützen und
stimulieren gleichzeitig auch den Lernprozeß beim Patienten,
sind also Diagnose und Therapie in einem. Offene Schlüsselfragen als Gesprächs- resp. Beratungseröffnung helfen dem
Arzt, den Patienten von Beginn weg aktiv einzubeziehen und
sich selber zurückzuhalten: sie strukturieren die
Rollenverteilung um. Gleichzeitig operationalisieren sie die
oben aufgestellten Anforderungen an eine patientenzentrierte
interaktive Beratung, die sich am individuellen Lernstadium
des Patienten orientiert, ihre Interventionen entsprechend
wählt und damit dem Patienten das Fortschreiten durch den
Lern- und Änderungszyklus erleichtert.

Patientenberatung in fünf Schritten

Problembewußtsein ansprechen und fördern
(vgl. Abb. 4 und Tabelle 2)

Lerner-Aktivitäten beim Eintritt in die Erwägungsphase sind
die Annahme von und die Identifikation mit dem neuen (Gesund-
heits-) Problem sowie das Entwickeln von Einsicht und
Verständnis für den daraus entstehenden Handlungsbedarf.

Aufgabe der Berater ist es zunächst, dem Patienten eine
therapeutische Beziehung (s.o.) anzubieten, in deren Rahmen
der Patient die primär von außen an ihn herangetragenen
Anforderungen zur Änderung nicht bloß als Zwang erlebt,
sondern diese in freiem Entscheid zu seinem eigenen Anliegen
machen kann - oder auch nicht [11]. Es zeigt sich nämlich
immer wieder, daß ohne diese Identifikation mit dem eigenen

Problem allfällige Änderungen rasch verloren gehen, sobald der äußere Anlaß wegfällt oder nicht mehr so aktuell ist. Daraus wird deutlich, wie wichtig die Bedeutung der Beratung selbst jener Patienten ist, die anscheinend von sich aus motiviert sind oder spontane Compliance mit ärztlichen Verordnungen zeigen.

Die zweite Aufgabe des Beraters ist die Förderung des Problemverständnisses. Dies kann geschehen durch Vermitteln von Informationen, wobei das Aufnahmevermögen allerdings beschränkt ist. Wirksamer ist es, von Bekanntem auszugehen, nämlich von Erfahrungen, Vorwissen und Gesundheitskonzepten des Patienten, und daraus zusammen mit dem Patienten die persönlich relevanten Konsequenzen zu erarbeiten. Gleichzeitig lassen sich so Mißverständnisse frühzeitig erfassen und ausräumen.

<u>Schlüsselfragen</u>
"Was haben Sie schon gehört von ... ?"
"Was sind Ihre Erfahrungen mit ... ?"

<u>Beratungsablauf</u>
Nachdem der Arzt seine medizinischen Untersuchungen abgeschlossen hat, wird er zuerst den Patienten in kurzen Worten über seine Beurteilung des Problems informieren, insbesondere Diagnose, Prognose und mögliche therapeutische Maßnahmen in drei Sätzen skizzieren. In unserem Modell schlagen wir nun vor, daß der Arzt alsdann, anstatt in Details zu gehen, die erste offene Schlüsselfrage stellt: **"Was haben Sie schon gehört von ... ? (Diagnose, z.B. Bluthochdruck oder vorgeschlagene Maßnahme, z.B. Blutdruckselbstmessung).** Dies eröffnet zwanglos den Dialog über die Erfahrungen und das vorhandene Wissen des Patienten. Der Arzt wird recht rasch sehen, wo noch Lücken oder Mißverständnisse bestehen und kann

gezielt die notwendigen Informationen einbringen. Gleichzeitig wird es möglich, eine individuelle Problemdefinition
in den Worten und Begriffen des Patienten zu finden, was die
wichtige Identifikation mit dem Problem und dem daraus
erwachsenden Handlungsbedarf erleichtert. Es dient
schließlich auch als Ansatz zur Klärung der Erwartungen von
Arzt und Berater (Ziel des Gesprächs, der Behandlung).

Schlüsselfragen:

"Was haben Sie schon gehört von ... ?"
"Was sind Ihre Erfahrungen mit ... ?"

methodische Hinweise:

Kommunikation:
- Sprache und Begriffe des Patienten aufnehmen
- Ausgehen von Gesundheitswissen, Erfahrungen und Vorstel-
  lungen des Patienten
- Erwartungen von Patient und Berater (Ziel des Gesprächs,
  der Behandlung) klären

Information:
- Information nach Priorität: zuerst das Wichtigste
- Wichtige Informationen als solche bezeichnen und wieder-
  holen (Vorschau voraus und Zusammenfassung hintendrein)
- Verständnis überprüfen durch 'Partnertest' ("Wie würden
  Sie Ihrem Partner erklären, was wir gerade besprochen
  haben ?"), persönliche Relevanz herausarbeiten [10]

Tabelle 2. Problembewußtsein ansprechen

Handlungsbereitschaft erkunden und aufbauen
(vgl. Abb. 4 und Tabelle 3)

Wichtige Lernaktivitäten auf dem Weg vom Problembewußtsein
zur Handlungsbereitschaft sind die Klärung von Wertfragen,
Einstellungen und Motivationen und das Abwägen von Vor- und
Nachteilen verschiedener Handlungsvarianten und deren

Verträglichkeit mit den bisherigen Erfahrungen und dem bisherigen Selbstbild.

Aufgabe des Beraters beim Aufbau der Handlungsbereitschaft ist es, diesen Prozeß zu unterstützen. Sorgfältiges Beobachten und Wahrnehmen von verbalen und nonverbalen Äußerungen, mit Feedback an den Patienten, hilft, diesen heiklen Prozeß zu erkennen und in Gang zu halten, ohne den Patienten zu forcieren. Gezielte Fragen zu Erwartungen, Bedenken, Ängsten können notfalls weiterhelfen, wenn der Klärungsprozeß ins Stocken gerät und um das Gespräch aufgabenorientiert zu halten.

<u>Schlüsselfragen</u>
"Was heißt das für Sie persönlich ... ?"
"Was sind Sie bereit zu tun dafür ... ?"

<u>Beratungsablauf</u>
Die Frage nach der persönlichen Bedeutung **"Was heißt das für Sie persönlich ... ? (z.B. ... einen hohen Blutdruck zu haben)"** gibt dem Patienten die Erlaubnis, seine Gefühle und Bedenken über das eben festgestellte und formulierte Gesundheitsproblem zu äußern. Diese Motivationen bleiben beim üblichen Vorgehen ("Sie haben einen hohen Blutdruck, deshalb sollten Sie ...") gewöhnlich verborgen, beeinflussen aber den späteren Lern- und Behandlungserfolg entscheidend. So aber schafft sich der Arzt die Möglichkeit, darauf einzugehen, bevor spezifische Pläne und Vereinbarungen gemacht werden. Wenn solche Punkte besprochen sind, dann ist der Patient einer fundierten Entscheidung näher gekommen.

Die Frage **"Was sind Sie bereit zu tun ... ? (z.B. ... für Ihr Gewichtsproblem)"** legt die Notwendigkeit zum Handeln offen dar, gibt aber dem Patienten die Freiheit, seine Vorschläge

selber zu entwickeln und fördert dadurch seine Identifikation
mit dem zu entwickelnden Plan. Sie erinnert gleichzeitig den
Arzt daran, offenzubleiben für therapeutische Alternativen.
Schließlich bildet sie die Grundlage für die wichtige
Abstimmung der gegenseitigen Erwartungen und Ziele für die
Behandlung oder Beratung.

Schlüsselfragen:

"Was heißt das für Sie persönlich ... ?"
"Was sind Sie bereit zu tun dafür ... ?"

Methodische Hinweise:

Handlungsbereitschaft erkunden:
- Von Sicht des Patienten ausgehend Gefühle und Einstel-
  lungen gegenüber der anstehenden Änderung klären
- Prioritäten und Wertvorstellungen ernst nehmen und mit
  Respekt hinterfragen

Handlungsbereitschaft aufbauen:
- Erwartungen von Patient und Berater aufeinander abstim-
  men (Ziel des Gesprächs, der Behandlung)
- den Patienten auswählen und entscheiden lassen
- persönliche, kurz- und langfristige Vorteile herausarbeiten und mit Aufwand und Gesundheitsrisiko vergleichen
- frühere Erfolge zur Stärkung der Erfolgszuversicht
  heranziehen
- Rollenvorbilder erwähnen

Tabelle 3. Handlungsbereitschaft fördern

Fertigkeiten erfassen und entwickeln
(vgl. Abb. 4 und Tabelle 4)

Lernaktivitäten in diesem ersten Teil der Handlungsphase sind
Probe- und Versuchshandeln, die dem Patienten Feedback über
den Grad seiner Fertigkeiten und Fähigkeiten (Können) im Hin-
blick auf das angestrebte Verhaltensziel geben, sein Erfolgs-

vertrauen beeinflussen und allmählich zur Festigung der Handlungsabsicht führen.

Beratungsablauf
Die Aufgabe des Beraters gleicht der eines Trainers und Instruktors, der die notwendigen Fertigkeiten zusammen mit dem Patienten definiert, aufbaut und übt.

Schlüsselfrage
"Was können Sie selber tun für ... ?"

Zusätzlich zu Wissen und Wollen erfordert die langfristige Umstellung von Gesundheitsverhalten und Lebensstil praktisch durchwegs auch die Beherrschung bestimmter instrumenteller Fertigkeiten, d.h. von Fertigkeiten, die es dem Patienten erst erlauben, das angestrebte Verhaltensziel zu erreichen (z.B. Selbstmessung des Blutdrucks, Führen eines Ernährungsprotokolls). Dazu kommen weiter Coping-Fähigkeiten für die Bewältigung von Schwierigkeiten bei der Umsetzung der gefaßten Pläne in den Alltag oder im Umgang mit der sozialen Umgebung (z.B. bei der Essensauswahl im Restaurant oder auf geselligen Anlässen).

Diese Fertigkeiten sind unabdingbar für den Erfolg, und wir dürfen sie nicht einfach als vorhanden voraussetzen. Das gilt insbesondere für die anscheinend banalen instrumentellen Fertigkeiten. Deshalb werden sie hier bewußt separat von den Coping-Fähigkeiten aufgeführt, welche für die Umsetzungs- und die Erhaltungsphase wichtig werden (s.S. 72 und 75).

```
Schlüsselfrage:

"Was können Sie selber tun für ... ?"

Methodische Hinweise:

- betreffende Fertigkeiten womöglich zuerst vordemon-
  strieren
- dann in einzelne Teilschritte zerlegen
- zuerst in der Vorstellung üben lassen
- dann in sicherer Umgebung, allenfalls am Modell oder
  im improvisierten Rollenspiel
- klares, aufbauendes Feedback über aktuelle Leistungen
  geben (im Vergleich zum angestrebten Standard)
- Erreichtes anerkennen und loben
- genug Zeit zum Üben lassen
```

Tabelle 4. Fertigkeiten aufbauen

Umsetzung in den Alltag planen
(vgl. Abb. 4 und Tabelle 5)

Aktivitäten des Lernenden für die Umsetzung in den Alltag
sind einerseits die Integration der zusammen mit dem Arzt
vereinbarten Maßnahmen in den Tagesablauf, andererseits die
Vorbereitung auf den Umgang mit dabei zu erwartenden
Hindernissen und Rückfallgelegenheiten.

Beratungsablauf
Die Aufgabe des Beraters in der Umsetzungsphase ist mit der
eines Konsiliarius zu vergleichen, der dem Patienten für
dessen Vorhaben seine beruflichen Erfahrungen zur Verfügung
stellt. Er wird mit dem Patienten die geeigneten medizinischen und verhaltensbezogenen Maßnahmen und die zu errei-
chenden Ziele vereinbaren. Gemeinsam werden diese in Teilschritte aufgeteilt und Mittel zu deren Überprüfung abgemacht
(z.B. Self-monitoring). Für deren Einbau in den Tagesablauf

ist dann der Patient am Zug, der seine eigene Situation besser kennt:

<u>Schlüsselfragen</u>
"Wie können Sie das in den Alltag umsetzen ... ?"
"Was für Probleme sehen Sie voraus ... ?"

Die optimale Integration des Behandlungsplans in den Tagesablauf des Patienten ist selbstredend entscheidend für den Erfolg. Die sorgfältige Abklärung der Anlässe, Bedingungen und Konsequenzen für die Umsetzung läßt realistische Ziele und Etappen festlegen und Handlungsanreize und Belohnungen erkennen und nutzbar machen.

Beim Durchdenken der Umsetzung wird der Patient fast stets auch auf mögliche Hindernisse und Schwierigkeiten stoßen, die sich der Umsetzung in den Weg stellen könnten. Die zweite Schlüsselfrage fordert ihn auf, diese Probleme aktiv zu antizipieren und Lösungen dafür zu suchen. Die offene Frage nach möglichen Problemen legitimiert solche als normales Phänomen und erspart manchem Patienten die Verlegenheit und Peinlichkeit, von sich aus Bedenken über seine Fähigkeiten ansprechen zu müssen.

Es ist oft lohnend, den Patienten gezielt auf mögliche Situationen mit hohem Rückfallrisiko anzusprechen. Solche Gelegenheiten sind typischerweise
- negative gefärbte Gemütszustände (z.B. Depression, Ärger, Streß)
- Konflikte und Auseinandersetzungen (z.B. in Partnerschaft, am Arbeitsplatz)
- soziale Erwartungen und Druck von Seiten der Umgebung (z.B. Gruppendruck, gesellschaftliche Anlässe, Gruppennormen)

- physiologische Abhängigkeitsmechanismen (Tabak, Alkohol,
  Medikamente, Drogen)

Ob jemand in solchen Situationen einen Ausrutscher bis hin
zum vollen Rückfall macht, hängt von dessen vorhandenen
Bewältigungsstrategien ab. Solche Coping-Fertigkeiten für den
Umgang mit Hochrisikosituationen lassen sich lernen und üben
(vgl. unten). Im übrigen ist die beste Rückfallprophylaxe
eine möglichst sorgfältige Durchführung aller hier erwähnten
Lernphasen.

Schlüsselfragen:

"Wie können Sie das in den Alltag umsetzen ... ?"
"Was für Probleme sehen Sie voraus ... ?"

Methodische Hinweise:

- präzise Teilschritte vereinbaren
- in Teiletappen aufbauen
- Fortschritte regelmäßig prüfen (durch Folgeberatungen
  ebenso wie durch Selbstkontrolle)
- individualisierte Planung mit spezieller Beachtung von
  Handlungsanstößen, -anreizen und belohnenden Konsequenzen
- Training der benötigten Fertigkeiten (instrumentelle
  Fertigkeiten, Selbstkontrolle, Coping-Fähigkeiten)
- Copingstrategien sind u.a.:
  rechtzeitiges Erkennen von Risikosituationen
  vorbereitete Handlungsalternativen
  geübte Zivilcourage zu deren Durchführung
  Vorbereitung auf produktive Verarbeitung eines Ausrut-
  schers

Tabelle 5. Umsetzung planen

Unterstützung vorbereiten
(vgl. Abb. 4 und Tabelle 6)

Es hat sich gezeigt, daß eine erfolgreiche Erhaltungsphase
eng verbunden ist mit dem Ausmaß der sozialen Unterstützung,
die der Patient in seiner Umgebung für sein geändertes Verhalten hat. Zu dieser Umgebung gehören u.a. der Partner, die
Familie, Freunde, Arbeitskollegen und selbstverständlich auch
der Arzt und sein Praxisteam.

<u>Beratungsablauf</u>
Die Aufgabe des ärztlichen Beraters ist es, zusammen mit dem
Patienten dieses Unterstützungspotential zu identifizieren
und zu mobilisieren. Gegebenenfalls wird es auch darum gehen,
den Umgang mit Widerstand in der Umgebung zu üben. Schließlich gehört auch die Rekapitulation des in der Beratung
Vereinbarten bereits zu den unterstützenden Maßnahmen, denn
sie schlägt die Brücke zur nächsten Konsultation und
dokumentiert ohne große Worte das Interesse und Engagement
des Beraters.

<u>Schlüsselfragen</u>
"Welche Unterstützung brauchen Sie ?"
"Welche Hilfe brauchen Sie ?"
"Was werden Sie jetzt also bis zu unserem nächsten Treffen
 tun ?"
Wiederum wird der Patient aufgefordert, selber seine Ressour-
cen und seine Unterstützungsbedürfnisse zu definieren. Dies
betont die Erwartung an seine Selbständigkeit und verbessert
damit die langfristige Erhaltung des Verhaltens. Es lohnt
sich, den Einbezug der wichtigsten Bezugspersonen (Partner,
Familienangehörige, Freunde oder Kollegen) anzustreben [17].
In diesem Fall ist aber auch eine geeignete Information und
Mitsprache derselben sicherzustellen, immer unter Einver-

ständnis und am besten im Beisein des Patienten. Was für die Beratung von Patienten gesagt worden ist, gilt dann mutatis mutandis auch für die Beratung von einbezogenen Bezugspersonen.

Die letzte Schlüsselfrage **"Was werden Sie jetzt also tun?"** ist aus lernpsychologischen Gründen wichtig: die Wiederholung des vereinbarten Plans veranlaßt den Patienten, das Ganze noch einmal durchzudenken. Das gibt ihm und dem beratenden Arzt die Möglichkeit, das Verständnis zu prüfen und Unklarheiten oder Mißverständnisse zu beheben. Das einfache Wiederholen, so hat sich gezeigt, kann die Vergessensrate halbieren (z.B. von 39,2% auf 16,5%) [1]). Der "Partner-Test" (s.S. 68) nimmt der Frage den Examenscharakter.

Die Rekapitulation des in der Beratung Vereinbarten ist gleichzeitig eine wertvolle unterstützende Maßnahme, denn sie hat den Charakter eines informellen Vertrages und schließt das Beratungsgespräch auf einer partnerschaftlichen Ebene.

Schlüsselfragen:

"Welche Unterstützung brauchen Sie ?"
"Welche Hilfe brauchen Sie ?"
"Was werden Sie jetzt also bis zu unserem nächsten Treffen
 tun ?"

Methodische Hinweise für die Beratung:

- wichtige Bezugspersonen des Patienten miteinbeziehen in
  den Umstellungsplan
- Umgehen mit fehlender Unterstützung oder negativen Einflüssen seitens der Mitmenschen mit dem Patienten üben
  (z.B. im improvisierten Rollenspiel)
- die Möglichkeiten des Praxisteams ausschöpfen

Tabelle 6. Unterstützung vorbereiten

Zusammenfassung

Eine verbesserte Wirksamkeit der Patientenberatung bei Hypertonie ist wünschenswert, um das vorhandene Potential der Blutdruckbehandlung noch besser auszuschöpfen, die wachsende Anzahl an diagnostischen und therapeutischen Maßnahmen effizient zu nützen und, last but not least, den berechtigten Erwartungen der Blutdruckpatienten an eine praktische Unterstützung durch den Arzt gerecht zu werden. Dieses Ziel kann nur erreicht werden durch vermehrten, aktiven Einbezug des Patienten in die Behandlung. Dieses Kapitel stellt ein Modell interaktiver Beratung vor. Es geht davon aus, daß der Patient für die Änderung von Gesundheitsverhalten eine typische Sequenz von Lernphasen durchmacht, daß diese Phasen bis zum Erfolg oft mehrmals zyklisch durchlaufen werden und daß jede Phase spezifische Lernabschnitte und entsprechende Lernbedürfnisse hat. Die interaktive Beratung im dargestellten Modell richtet dementsprechend ihre Interventionen auf die jeweilige Lernphase des Patienten aus. Offene Schlüsselfragen bilden den Kern eines Programms, mit dem der beratende Arzt Änderungsstadium und Lernbedürfnisse identifizieren und gleichzeitig den Patienten von Beginn an zum aktiven Partner in Behandlung und Verlaufskontrolle machen kann.

Dank: Der Autor dankt seiner Frau, Leonie Hänisch, für die vielen wertvollen Denkanstöße und konstruktiven Beiträge bei der Ausformulierung seines Modells, und seinen Kolleginnen und Kollegen von der Task Force on the Medical Interview, speziell Michael Goldstein, Daniel Duffy und Samuel Putnam, für die stimulierenden Lernerfahrungen über die letzten Jahre.

Literatur

1. Bertakis KD (1977) The communication of information from physician to patient: a method for increasing patient retention and satisfaction. J Fam Practice 5:217-222

2. Blaufox MD, Langford HG (1987) Non-pharmacological therapy of hypertension. Karger, Basel

3. Goldstein MG (1989) Developments in behavioural medicine. Medical Encounter 6:1-2

4. Grüninger UJ (1990) Objectives for teaching patient education. In: Grüninger UJ, Strasser T (eds) Educating the hypertensive patient. Proceedings of the International Workshop of the World Hypertension League, Tel Aviv, 5-6 December 1988. J Human Hypertension (im Druck)

5. Grüninger UJ, Goldstein MG, Duffy FD (1989) Patient education in hypertension: five essential steps. J Hypertension 7 (Suppl 3):93-98

6. Grüninger UJ, Mion H, Abelin T (1990) Prävention in der Arztpraxis: eine Repräsentativumfrage bei der Schweizer Ärzteschaft. Sozial- und Präventivmedizin (im Druck)

7. Gutzwiller F, Bühler FR (1987) High blood pressure: epidemiology, detection and treatment status in Switzerland. In: Laaser U, Strasser T (Hrsg) 1. Nationale Blutdruck-Konferenz Heidelberg, 27 November 1985. Blutdruck-kontrolle: Ergebnisse und Erfahrungen. pmi-Verlag, Frankfurt am Main, pp 34-41

8. Marlatt GA, Gordon JR (1985) Relapse prevention: Maintenance strategies in the treatment of addictive behaviours. Guilford Press, New York

9. Morisky DE, Levine DM, Green LW, Shapiro S, Russell RP, Smith CR (1983) Five-year blood pressure control and mortality following health education for hypertensive patients. Am J Public Health 73:153-161

10. Mullen PD, Green LW, Persinger GS (1985) Meta-analysis of patient education: a comparative analysis of intervention types. Prev Med 14:753-781

11. Prochaska JO, DiClemente CC (1986) Towards a comprehensive model of change. In: Miller WR, Heather N (eds) Treating addictive behaviours: Processes of change. Plenum Press, New York, pp 3-27

12. Quill TE (1983) Partnership in patient care: a contractu-
    al approach. Ann Intern Med 98:228-234

13. Schlundt DG (1987) Compliance with dietary changes. In:
    Blaufox MD, Langford HG (eds) Non-pharmacological therapy
    of hypertension. Karger, Basel, pp 22-28

14. Strasser T (1990) Addressing the entire risk profile. In:
    Grüninger UJ, Strasser T (eds) Educating the hypertensive
    patient. Proceedings of the International Workshop of the
    World Hypertension League, Tel Aviv, 5-6 December 1988.
    J Human Hypertension (im Druck)

15. Stuart MR, Liebermann JA (1986) The fifteen minute hour.
    Applied psychotherapy for the primary care physician.
    Praeger, New York

16. Szasz T, Hollander MA (1956) A contribution to the philo-
    sophy of medicine. Arch Intern Med 97:585

17. Zweifler AJ (1990) Educating the hypertensive patient:
    involving spouses and families. In Grüninger UJ,
    Strasser T (eds) Educating the hypertensive patient.
    Proceedings of the International Workshop of the World
    Hypertension League, Tel Aviv, 5-6 December 1988. J Human
    Hypertension (im Druck)

Hypertonie als gelerntes Bewältigungsverhalten: die Theorie von Dworkin

W. Langosch

Einleitung

Auch für die Hypertonie ist - wie für die koronare Herzerkrankung - eine multifaktorielle Genese allgemein akzeptiert.
Generell läßt sich feststellen, daß physiologischen und
biochemischen Faktoren ein höherer Stellenwert beigemessen
wird als psychologischen Bedingungen, wobei oft von einem
Zusammenwirken der verschiedenen Faktoren ausgegangen wird.
Steptoe (1981) hat in einem Modell zur Entstehung der Hypertonie versucht, die verschiedenen Aspekte zu berücksichtigen
(Abb. 1).

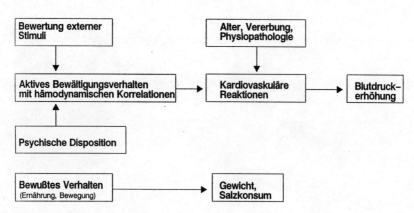

Abb. 1. Ein multifaktorielles Modell zur Genese der Hypertonie (Steptoe 1981)

Auf der einen Seite sind Alter, Vererbung und physio-
pathologische Bedingungen sowie Gewicht und Salzkonsum als
physiologische bzw. biochemische Faktoren bedeutsam, auf der
anderen Seite sind willentlich kontrollierbare Verhaltensweisen bzw. der Lebensstil - vor allem das Ernährungs- und
Bewegungsverhalten - und Formen des aktiven Bewältigungs-
verhaltens die relevanten Aspekte.

Eine deutliche Abhängigkeit des Blutdrucks vom Verhalten
wurde von Clark et al. (1987) nachgewiesen. Sie registrierten
bei 461 Borderline-Hypertonikern über 24 Stunden den
Blutdruck, wobei die Probanden in einem Protokoll ihre
jeweilige Aktivität zur Zeit der Blutdruckmessung beschrieben. Eine erste Analyse zeigte, daß Tagesschwankungen ca. 35%
der Varianz der systolischen Blutdruckwerte und ca. 30% der
diastolischen Blutdruckwerte aufklärten. Da diese Analyse
aber die Ursachen der Blutdruckvariabilität offenließ, wurde
anschließend mit den Daten der Probanden, die während der 24
Stunden zu Hause gewesen waren, eine weitere Analyse gerech-
net, in die 21 Aktivitäten einbezogen wurden. Dieses Modell
erklärte 41% der systolischen und 36% der diastolischen
Blutdruckvariabilität, d.h. der Tagesrhythmus des Blutdrucks
ist zum größten Teil eine Folge tageszeitabhängiger
Aktivitäten. Ein Vergleich der Blutdruckwerte, die zu Hause
erhoben wurden, mit denen, die am Arbeitsplatz registriert
wurden, ergab über alle Aktivitäten um 4 mmHg/5 mmHg höhere
Werte während der Arbeit; Blutdruckwerte, die unter anderen
Lebensbedingungen, z.B. während einer Reise, gemessen wurden,
lagen verglichen mit den häuslichen Werten sogar um 10 mmHg/
5 mmHg höher (Clark et al. 1987). Obgleich diese Studie
weitere Einflußgrößen, z.B. die Intensität der jeweiligen
Aktivität, interindividuelle Unterschiede der Blutdruckreak-
tivität, den aktuellen emotionalen Status, nicht berück-
sichtigte, so zeigte sie doch, daß der aktuelle Blutdruck

weitgehend verhaltensabhängig ist. Kallinke et al. (1982) demonstrierten anhand der Selbstmessungen eines 37jährigen Patienten, der beim Arzt einen Blutdruck von konstant 230/110 mmHg hatte, den Zusammenhang von Blutdruck und Verhalten unter verschiedenen Lebensumständen. Sie konnten somit - allerdings an einem Fallbeispiel - das von ihnen postulierte Konzept des Blutdrucks als einer durch das individuelle Verhalten mitbestimmten dynamischen Größe veranschaulichen. Besonders deutlich wird die bereits von v. Uexküll und Wick (1962) als Situationshypertonie beschriebene Situationsabhängigkeit der Blutdruckvariabilität bei der Ansprache eines Konfliktes, der dem Patienten noch nicht eigentlich bewußt ist (Christian und Spohr 1970).

Vegetativ maximal stimulierend sind offenbar vor allem Situationen, die durch einen hohen Grad subjektiver Ungewißheiten gekennzeichnet sind bzw. sich durch subjektive Unsicherheit bezüglich der Aversivität des Stressors und bezüglich der Handlungen, die zur Reduktion des Stressors erforderlich sind, auszeichnen. Blutdruckerhöhend wirken demnach vorrangig Situationen, die erstens irgendwie als bedrohlich, schmerzhaft, unangenehm oder herausfordernd bewertet werden, wobei über die Intensität der Bedrohung bzw. der Herausforderung subjektiv oft nur ungenaue Vorstellungen bestehen und die zweitens gemäß subjektiver Einschätzung aufgrund der aktuell zur Verfügung stehenden Handlungsalternativen als nicht bewältigbar erscheinen.

Das gängige Modell zur Interpretation der durch einen solchen Stressor ausgelösten Blutdruckerhöhung ist, daß der externe Stimulus einen Zustand subjektiv empfundener Aversivität zur Folge hat, der wiederum zur Aktivierung neurohormoneller Reaktionen, z.B. der Ausschüttung von Adrenalin, führt, die ihrerseits über Vasokonstriktion ein erhöhtes Herzminuten-

volumen und damit einen aktuell gesteigerten Blutdruck
verursachen. Dieses linear-monotone Modell ähnelt dem
Paradigma des klassischen Konditionierens bzw. S-R Lern-
theorien.

Eine andere Möglichkeit, die beobachtete Situationshypertonie
zu interpretieren, ergibt sich, wenn die Blutdruckerhöhung
nicht als Folge der Aversivität des Stimulus aufgefaßt wird,
sondern als ein - wenn auch nicht bewußt eingesetzter -
Bewältigungsversuch verstanden wird, der durch eine zumindest
kurzfristige Abschwächung der Aversivität verstärkt und
dadurch stabilisiert wird. Hypertonie, zumindest die
Situationshypertonie, stellt so betrachtet ein gelerntes
Bewältigungsverhalten für Situationen dar, in denen alternative Reaktionen zur Bewältigung nicht zur Verfügung stehen.
Ein solches alternatives Konzept, das dem Paradigma des
instrumentellen Lernen zuzuordnen ist, wurde von Dworkin et
al. (1988) entwickelt.

Hypertonie als gelerntes Bewältigungsverhalten

Dworkin et al. (1988) gehen in ihrem Modell zunächst ebenfalls davon aus, daß der externe Stimulus zu einem zentral-
nervösen Zustand von Aversivität führt. Jede Reaktion, die
Aversivität vermindert, wird gemäß dem Prinzip des operanten
Konditionierens verstärkt, so daß sich ihre künftige Auftretenswahrscheinlichkeit erhöht. Das Symptom "erhöhter Blutdruck" wird demgemäß durch negative Verstärkung dann gelernt,
stabilisiert und zur allmählichen vorherrschenden Bewälti-
gungsreaktion ausgeformt, wenn es den Aversivitätszustand zu
reduzieren vermag. Dworkin et al. (1988) postulieren, daß als
mehr oder minder automatisierter Verstärkungsmechanismus bei
einer Blutdrucksteigerung die über die Barorezeptoren ver-

mittelte zentralnervöse Abschwächung von Angst und Schmerz-
empfinden gelten kann (Abb. 2).

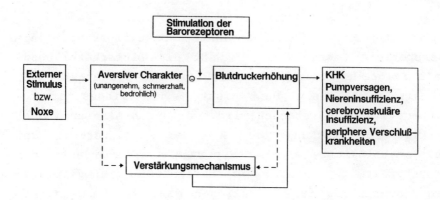

Abb. 2. Hypertonie als gelerntes Flucht-/Vermeidungsverhal-
ten (Dworkin et al. 1988)

Es müssen somit mindestens folgende Bedingungen erfüllt sein,
damit gemäß dem Modell von Dworkin et al. (1988) Hypertonie
als ein gelerntes Bewältigungsverhalten zu verstehen ist:

1. Die Blutdruckerhöhung muß ein erlernbares Verhalten sein
   und

2. die Stimulation der Barorezeptoren muß eine Abschwächung
   des Zustandes von Aversivität zur Folge haben.

Zur Erlernbarkeit der Blutdrucksteigerung

In Laborstudien, die nach dem Prinzip des Flucht-/Ver-
meidungsverhaltens aufgebaut sind, konnte eine Blutdrucksteigerung wiederholt nachgewiesen werden. So konnte Plumlee
(1969) zeigen, daß Affen Blutdrucksteigerungen bis zu 60 mmHg
bei bzw. kurz nach der Vorgabe eines Tones erlernten, der
einen Schock ankündigte, falls das Tier nicht in der Lage

war, innerhalb der folgenden 10 Sekunden seinen Blutdruck zu erhöhen. Die Interpretation der beobachteten Blutdrucksteigerung als erlerntes Verhalten wird darüber hinaus dadurch gestützt, daß die Tiere auf einen neutralen, d.h. nicht mit einer Schockapplikation kontingenten Stimulus, keine wesentlichen Blutdruckveränderungen erkennen ließen und daß ein weiteres Tier, das nach dem Warnsignal unabhängig von seiner Blutdruckveränderung einen Schock erhielt, nicht mit einem Blutdruckanstieg auf das Warnsignal reagierte. Auch der enge Zusammenhang zwischen dem jeweils vom Tier erreichten Blutdruck und dem als Kriterium zur erfolgreichen Vermeidung des Schocks geforderten Blutdruck legt es nahe, einen Lernprozeß als ursächlich für die Blutdruckerhöhung anzunehmen (Abb. 3).

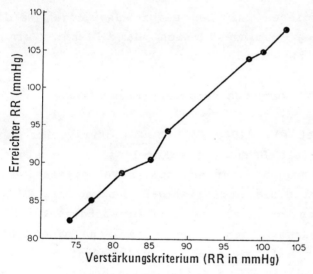

__Abb. 3.__ Zusammenhang zwischen gefordertem und erreichtem Blutdruck

Weitere Tierexperimente haben diese Resultate bestätigt, so daß sich die Schlußfolgerung anbietet, daß Blutdruckerhöhungen gelernt werden können, sofern sie nach dem Paradigma des Flucht-/Vermeidungshaltens verstärkt werden. Von Pickering et al. (1977) wurde über vergleichbare Beobachtungen bei Menschen berichtet. Für Paraplegiker, die an orthostatischer Hypertonie leiden, ist die Einnahme einer aufrechten Haltung oft mit Blutdruckabfall und Synkopen aufgrund zerebraler Ischämie verbunden. Diese Patienten sind sehr motiviert, einen Anstieg ihres Blutdruckes zu erlernen und aufrechtzuerhalten, um diese unangenehmen Symptome zu vermeiden. Pickering et al. konnten nun zeigen, daß diese Patienten ebenfalls in der Lage sind, ihren Blutdruck entsprechend zu verändern, wenn sie ein kontinuierliches Feedback über ihren Blutdruck erhalten.

Es kann nach diesen Befunden davon ausgegangen werden, daß Blutdruckanstieg zumindest nach dem Flucht-/Vermeidungsparadigma erlernbar ist.

Zur Verstärkerwirkung des Barorezeptorenreflexes

Nach Dworkin et al. (1988) führt die Stimulation der Barorezeptoren mittels Dehnung des Karotissinus zu einer Reduktion der Herzfrequenz, zur generellen Vasodilatation und auf diese Weise zu einer kurzfristigen Senkung des Blutdrucks. Auf der anderen Seite soll die Barorezeptorenaktivität auch kortifugale Auswirkungen haben, nämlich einen hemmenden Effekt auf das aufsteigende retikuläre System. Die Autoren postulieren, daß als Folge der Stimulation der Barorezeptoren sich Effekte beobachten lassen, die denen nach der Gabe von Barbituraten ähneln: eine Reduktion von Schmerz und Angst sowie eine Erhöhung der Wahrnehmungsschwelle (Abb. 4).

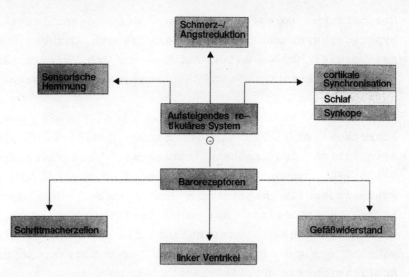

<u>Abb. 4.</u> Effekte bei Stimulation der Barorezeptoren

In verschiedenen Tierexperimenten konnte der aktivitäts-
mindernde Effekt des Barorezeptorenreflexes aufgezeigt
werden. So wurde unter anderem bei Ratten mit intaktem
Barorezeptorenreflex nach Infusion von Phenylephrin eine
deutliche Aktivitätsminderung beobachtet, während bei den
Tieren, bei denen die Barorezeptoren vorher chirurgisch
entfernt worden waren, eher eine leichte Aktivitätssteigerung
festzustellen war (Dworkin et al. 1988).

Bei Untersuchungen am Menschen konnte von Zamir und Shuber
(1980) gezeigt werden, daß bei elektrischer Reizung der Pulpa
dentis ein enger Zusammenhang zwischen Wahrnehmungs- und
Schmerzwelle einerseits und dem systolischen bzw. diastolischen Blutdruck andererseits vorliegt (r ≈ 0,70 für den
systolischen und r ≈ 0,60 für den diastolischen Blutdruck),
d.h. bei höherem Blutdruck konnte auch eine höhere

Stromstärke toleriert werden. Eine Gegenüberstellung von Hypertonikern und Normotonikern zeigte darüber hinaus, daß bei vergleichbarem Alter und Gewicht die Hypertoniker jeweils eine signifikant höhere Wahrnehmungs- und Schmerzschwelle hatten.

Rockstroh et al. (1988) fanden, daß bei elektrischer Stimulation des rechten Unterarmes Borderline-Hypertoniker (>130/>90 mmHg unter Ruhebedingungen) eine höhere Schmerzschwelle hatten als Normotoniker. Die durchschnittliche Reaktionszeit der Normotoniker - als Reaktionszeit wurde in dieser Untersuchung die Zeitspanne bezeichnet, während der der Proband die in ihrer Intensität ansteigende Applikation eines elektrischen Stromes tolerierte - lag bei $1,083 \pm 0,069$ s, während die der Hypertoniker $1,371 \pm 0,047$ s ($p < 0,001$) betrug. Wurde zusätzlich eine experimentelle Stimulation der Barorezeptoren vorgenommen, so erhöhte sich die Schmerzschwelle der Hypertoniker ($+ 34 \pm 11$ ms), während sie sich bei den Normotonikern sogar verminderte ($- 33 \pm 12$ ms). In einer anschließenden Studie mit Normotonikern wurde nun geprüft, ob vielleicht Unterschiede im Tonus des Blutdrucks das unterschiedliche Schmerzverhalten bei Stimulation der Barorezeptoren bedingt haben. Der tonische Blutdruck wurde experimentell durch die Gabe von Phenylephrin um im Mittel 7 mmHg systolisch und 10 mmHg diastolisch erhöht. Die vermittels elektrischer Reizung der Pulpa dentis ermittelte Schmerzschwelle erhöhte sich bei den Normotonikern unter der pharmakologisch induzierten Stimulation um im Mittel 22.4 ± 8 μM, während die Wahrnehmungsschwelle nahezu unverändert blieb. Dieses Ergebnis besagt, daß der Anstieg des tonischen Blutdrucks die Beziehung zwischen Schmerzwahrnehmung und Aktivität der Barorezeptoren kaum beeinflußt, wohingegen die Schmerzschwelle erhöht wird. Die Autoren leiten aus weiteren Ergebnissen ihrer Studie - unter anderem der hohen Korrelation zwischen dem Ruheblutdruck und dem Anstieg der Schmerzschwelle (r= 0,78 bzw. r= 0,80) ab, daß auch konstitutionelle Differenzen zwischen Normo- und Hypertonikern bedeutsam sind: nur bei den Personen, die vermittels Stimulation der Barorezeptoren eine Abschwächung des gegebenen aversiven Zustandes erleben, kann die Blutdruckerhöhung als Bewältigungsverhalten auch verstärkt werden. Es sei daher zu erwarten, daß bei Personen mit erhöhtem Blutdruck ein weiterer Blutdruckanstieg die Aversivität wesentlich stärker abzuschwächen vermag, als dies bei Normotonikern der Fall ist. Diese Ergebnisse, die in Einklang mit dem Modell von Dworkin et al. stehen, betonen die interindividuellen Unterschiede in der Verstärkung durch den Barorezeptorenreflex. Sowohl Tierexperimente als auch Studien mit Menschen weisen somit darauf hin, daß die Stimulation der Barorezeptoren einen negativ verstärkenden Effekt auf den gleichzeitig erfolgenden Blutdruckanstieg hat.

Erhöhter Blutdruck als Ergebnis eines viszeralen Lernprozesses

Da Blutdruckanstieg erlernbar ist und unter aversiven Umständen eine Blutdruckerhöhung durch Stimulation der Barorezeptoren automatisch negativ verstärkt wird, kann Blutdruckerhöhung als Verhalten zur Bewältigung aversiver Situationen gelernt werden. So kann z.B. Blutdruckerhöhung bevorzugt als eine Technik zur Angstreduktion ausgebildet werden. Nun ist die Wahrscheinlichkeit, mit der in einer bestimmten Situation ein bestimmtes Verhalten ausgeführt wird, von zwei Bedingungen abhängig: zum einen von der zu diesem Zeitpunkt bestehenden Auftretenswahrscheinlichkeit der Reaktion und zum anderen von der Verstärkungswahrscheinlichkeit nach Ausführung dieser Reaktion. Als dominierend gegenüber konkurrierenden Verhaltensweisen wird

sich das Verhalten durchsetzen, das bei nur geringfügig
erhöhter Ausgangswahrscheinlichkeit den Zustand subjektiv
empfundener Aversivität kurzfristig am effektivsten abzuschwächen vermag, da eine unmittelbar auf die Reaktions-
ausführung folgende Verstärkung wirkungsvoller ist als eine
erst verzögernd einsetzende. Dworkin et al. (1988) konnten
nun vermittels einer Monte Carlo-Simulation zeigen, wie sich
innerhalb kurzer Zeit das Symptom als vorherrschend ausformt,
das zu Beginn im Vergleich mit konkurrierenden Verhaltensweisen eine geringfügig erhöhte Auftretenswahrscheinlichkeit
und eine etwas höhere Verstärkungswahrscheinlichkeit besitzt:
bereits nach 500 Iterationen ergab sich ein asymptomatischer
Verlauf für die Symptomstärke des dominierenden Verhaltens
(Abb. 5).

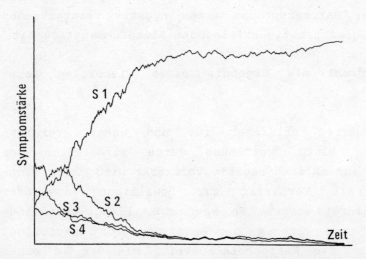

Abb. 5. Entwicklung eines dominanten Symptoms als Folge erhöhter Auftretens- und Verstärkungswahrscheinlichkeit

Überträgt man dieses Resultat auf den Blutdruckanstieg, so
veranschaulicht diese Simulation die häufig zu beobachtende
Symptomspezifität der Hypertonie.

Zum progredienten Verlauf der Hypertonie sollte darüber hinaus auch die verminderte Sensitivität der Barorezeptoren bzw. eine veränderte Sollwerteinstellung des Barorezeptoren-reflexes unter mentalem Streß und bei Bluthochdruck beitragen (vergl. Kessler und Pietrowsky 1988), da dies dem Paradigma der differentiellen Verstärkung für zunehmend höhere Intensität des Verhaltens, in diesem Fall also einem zunehmend höheren Blutdruck, vergleichbar ist: der subjektiv erwünschte und intendierte Verstärkungseffekt läßt sich nur vermittels steigender Symptomintensität erzielen.

Dworkin et al. (1988) haben versucht, in einer Übersicht die wesentlichen Einflußgrößen und deren Interaktionen zusammen-zufassen, die gegeben sein müssen, damit Hypertonie als Bewältigungsverhalten gelernt und ausgeformt wird (Abb. 6):

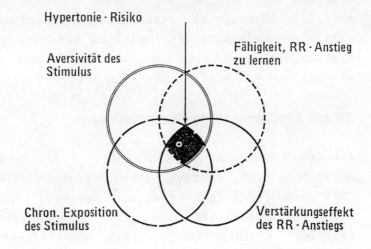

Abb. 6. Für die Ausformung von Hypertonie als Bewältigungs-verhalten relevante Bedingungen

1. Die Person muß wiederholt mit Stressoren konfrontiert werden.
2. Sie muß diese Konfrontation als aversiv erleben.
3. Sie muß in der Lage sein, die Reaktion "Blutdruckanstieg" zu erlernen, und diese Reaktion muß von ihr auch mit einer gewissen Auftretenswahrscheinlichkeit ausgeführt werden.
4. Sie muß die über die Stimulation der Barorezeptoren vermittelte Abschwächung des aversiven Zustandes als angenehm bzw. erleichternd empfinden, d.h. die Sensitivität der Barorezeptoren darf zumindest anfänglich nicht so stark herabgesetzt sein, daß nur ein minimaler Verstärkungseffekt gegeben ist.

Interindividuelle Differenzen in der Lernfähigkeit, den Blutdruck zu erhöhen, in der aktuellen Verfügbarkeit über alternative Bewältigungstechniken, in der Sensitivität der Barorezeptoren und in der Häufigkeit, mit der Situationen als aversiv erlebt werden, entscheiden mit darüber, ob Blutdruckanstieg als Bewältigungsverhalten gelernt wird und ob sich Blutdruckerhöhung als dominierende Technik zur Bewältigung als aversiv erlebter Situationen ausformt.

Einige therapeutische Konsequenzen

Aus dem Modell von Dworkin et al. (1988) lassen sich etliche Ansatzpunkte für therapeutische Maßnahmen ableiten. Zum einen läßt sich durch den Aufbau und die Verstärkung alternativer Bewältigungstechniken die Auftretenswahrscheinlichkeit der Reaktion "Blutdruckanstieg" als Bewältigungsverhalten reduzieren. Es erscheint daher sinnvoll, den Verstärkungseffekt der Barorezeptoren dadurch zu relativieren, daß konkurrierende Verfahren zur Aversivitätsreduktion eingeführt werden. Zum anderen bietet sich die Möglichkeit an, bereits die Wahrnehmungs- und Beurteilungsprozesse, die zur subjektiven

Bestimmung einer Situation als aversiv führen, zu modifizieren. In Anlehnung an das für die koronare Herzerkrankung als risikogefährdend herausgearbeitete "kompensatorische Leistungsverhalten" (Langosch 1989) wird postuliert, daß von Personen mit einer ausgeprägten latenten Angst vor Selbstwertminderung vor allem Situationen, die durch unvollkommene Erfolgsrückmeldungen, widersprüchliche Anforderungen, geringen eigenen Handlungsspielraum und erlebte Statusbedrohung gekennzeichnet sind, als bedrohlich und ängstigend erlebt werden. Wenn es möglich ist, die latente Angst der Patienten vor Zurückweisung, Ablehnung und Enttäuschungsreaktionen anderer abzubauen und ihre Gefühlsexpressivität zu verbessern, ihnen also zu einem selbstsicheren Verhalten und einer realitätsorientierten Abwägung der kurz- und mittelfristigen Konsequenzen von selbstsicherem vs. selbstunsicherem Verhalten zu verhelfen, so sollten sie nicht nur weniger Situationen als aversiv bewerten, sondern auch mehr Möglichkeiten haben, sich mit diesen Situationen auseinanderzusetzen. Schließlich sollte stets die Einübung einer Entspannungstechnik erfolgen, weil Entspannung als alternative Bewältigungstechnik in Belastungssituationen eingesetzt werden kann, die den weiteren Vorteil hat, den aktuellen Blutdruckanstieg zu dämpfen.

Ein verhaltenstherapeutisches Behandlungsprogramm, das etliche der genannten therapeutischen Ansatzpunkte aufgreift, wurde von Kallinke et al. (1982) vorgestellt. Die wichtigsten Interventionsstrategien dieses Programms sind:
1. Einübung in die Verhaltensanalyse individueller Belastungsreaktionen, -situationen und ihrer Auslösebedingungen
2. aktivierungsdämpfende Entspannungsübungen
3. Anleitung zur Entspannung vor bzw. während subjektiv als schwierig beurteilter Realsituationen durch Vorgabe ent-

sprechender Hausaufgaben

4. Eigendesensibilisierung gegenüber häufig wiederkehrenden Belastungssituationen, um die Patienten besser auf die reale Auseinandersetzung vorzubereiten

5. Einübung des Einsatzes von beruhigenden und entlastenden Selbstgesprächen auch dann, wenn die Bewältigung nur unvollkommen gelungen ist

6. Einführung in die Technik des Problemlösens und Anwendung dieses Vorgehens zum Abbau individueller Streßbedingungen

Das Behandlungsprogramm setzte sich aus 13 Sitzungen von jeweils 1 1/2 Stunden Dauer zusammen, die innerhalb von 6 1/2 Wochen durchgeführt wurden. Erfolgte die Behandlung als Gruppentherapie, so wurde die Gruppengröße auf sechs bis sieben Teilnehmer festgelegt.

In einer Evaluationsstudie wurde die kurz- und mittelfristige Effektivität dieses Programmes überprüft. Bei 12 Patienten wurde die Behandlung als Gruppentherapie und bei 13 Patienten als Einzelbehandlung durchgeführt. Bei allen Patienten wurden "gelegentliche" Blutdruckmessungen (neun Messungen an drei unterschiedlichen Terminen) vor der Intervention und nach der Behandlung sowie bei den einzelbehandelten Patienten auch noch ein Jahr nach Therapieende vorgenommen; bei den 12 Patienten, die an der Gruppenbehandlung teilnahmen, erfolgten darüber hinaus "gelegentliche" Blutdruckmessungen zu Beginn einer drei- bis viermonatigen Wartezeit. Die Ergebnisse zeigten, daß sich in der Wartephase weder der systolische noch der diastolische Blutdruck signifikant veränderten: zu Beginn der Wartezeit hatten diese Patienten einen Blutdruck von 150/100,5 mmHg und bei Therapiebeginn einen von 149,7/98,6 mmHg. Am Ende der Intervention war demgegenüber eine signifikante Reduktion des Blutdrucks um 13,6/9,7 mmHg zu beobachten. Die einzelbehandelten Patienten wiesen bei Therapiebeginn einen Blutdruck von 150/100 mmHg auf, der sich bei

Abschluß der Intervention signifikant um 17,9/9,1 mmHg auf
132,1/90,9 mmHg vermindert hatte. In der ein Jahr später
erfolgenden Nachuntersuchung ergaben sich mit 131,3/87,5 mmHg
im Vergleich mit dem bei Therapieabschluß erhobenen Blutdruck
nahezu konstante Werte (Abb. 7).

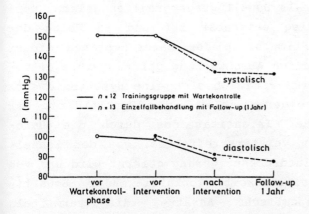

Abb. 7. Effekte verhaltensmedizinischer Behandlung von
Hypertonikern (Kallinke et al. 1982)

Ähnliche Ergebnisse - wenn auch mit zum Teil unterschiedlichen Programmen - wurden von Patel et al. (1985), Richter-
Heinrich et al. (1988) und Walter et al. (1988) berichtet.
Gemeinsam ist all diesen Interventionsansätzen, daß Entspannung ein wesentliches therapeutisches Element darstellt und
daß versucht wird, durch Aufbau eines differenzierten
Repertoires von Bewältigungstechniken die dominierende Stellung des Blutdruckanstiegs als Bewältigungsverhalten abzubauen.

Insgesamt machen die Ergebnisse dieser verschiedenen Studien
deutlich, daß die Dominanz der Blutdruckerhöhung innerhalb
der Hierarchie der verfügbaren Bewältigungstechniken abge-
schwächt werden kann, sofern alternative Bewältigungs-

verfahren systematisch eingeübt und nach entsprechender Vorbereitung in der Therapie mit Erfolg im Alltag eingesetzt werden.

Zusammenfassung

Blutdruckerhöhung kann als Bewältigungsverhalten gelernt werden, da Blutdruckanstieg erlernbar ist und in Folge der simultan erfolgenden Stimulation der Barorezeptoren dieses Verhalten automatisch durch Abschwächung der subjektiv erlebten Aversivität verstärkt wird. Ob sich eine Hypertonie entwickelt, hängt unter anderem ab von der Sensitivität der Barorezeptoren, von der Intensität des durch die Barorezeptoren vermittelten Verstärkereffektes, von der Schnelligkeit, mit der die Blutdrucksteigerung gelernt wird und von der Auftretenswahrscheinlichkeit konkurrierender Bewältigungstechniken. Therapeutische Ansätze, die vermittels Einstellungs- und Verhaltensänderungen alternative Bewältigungstechniken aufbauen und vermittels Entspannung die Blutdruckerhöhung abschwächen, haben sich kurz- und mittelfristig als effektiv erwiesen: Blutdruckanstieg ist offenbar nicht der einzige Weg, aversiv erlebte Situationen zu bewältigen, sondern - in Anbetracht der vielfältigen gesundheitlichen Folgeschäden - auch eine wenig effiziente Verhaltensweise, die durch effektivere - und in gesundheitlicher Hinsicht auch effizientere - Bewältigungsformen möglichst ersetzt werden sollte.

Literatur

Clark LA, Denby L, Pregibon D, Harshfield GA, Pickering TG, Blank S, Laragh JH (1987) The effects of activity and time of day on the diurnal variations of blood pressure. J Chron Dis 40:671-681

Christian P, Spohr U (1970) Fortlaufende, simultane Kreislaufmessungen während biographischer Interviews mit telemetrischen Methoden. Z Psychosom Med 16:1-18

Dworkin B (1988) Hypertension as a learned response: The baroreceptor reinforcement hypothesis. In: Elbert T, Langosch W, Steptoe A, Vaitl D (eds) Behavioural medicine in cardiovascular disorders. Wiley, Chichester, pp 17-47

Kallinke D, Kulick B, Heim P (1982) Psychologische Behandlungsmöglichkeiten bei essentiellen Hypertonikern. In: Köhle K (Hrsg) Zur Psychosomatik von Herz-Kreislauf-Erkrankungen. Springer, Berlin Heidelberg New York, pp 775-793

Kessler M, Pietrowsky R (1988) Baroreceptor sensitivity and hypertension. In: Ebert T, Langosch W, Streptoe A, Vaitl D (eds) Behavioral medicine in cardiovascular disorders. Wiley, Chichester, pp 5-16

Langosch W (1989) Psychosomatik der koronaren Herzkrankheiten. VCH edition medizin, Weinheim

Patel Ch, Marmot MG, Terry DJ, Carruthers H, Hurt B, Patel M (1985) Trial of relaxation in reducing coronary risk: Four year fellow up. Br Med J 290:1103-1106

Pickering TG (1988) The study of blood pressure in everyday life. In: Elbert T, Langosch W, Steptoe A, Vaitl D (eds) Behavioural medicine in cardiovascular disorders. Wiley, Chichester, pp 71-85

Plumlee L (1969) Operant conditioning of increases in blood pressure. Psychophysiology 6:283-290

Richter-Heinrich E, Homuth V, Heinrich B, Knust U, Schmidt KH, Wiedemann R, Gohlke HR (1988) Behavioural therapies in essential hypertensives: A controlled study. In: Elbert T, Langosch W, Steptoe A, Vaitl D (eds) Behavioural medicine in cardiovascular disorders. Wiley, Chichester, pp 113-127

Rockstroh B, Lutzenberger W, Larbig W, Ernst M, Elbert T, Birbaumer N, Dworkin B (1988) The influence of baroreceptor activity on pain preception. In: Elbert T, Lanosch W, Steptoe A, Vaitl D (eds) Behavioural medicine in cardiovascular disorders. Wiley, Chichester, pp 49-60

Steptoe A (1981) Essential hypertension and the autonomic nervous system. In: Steptoe A (ed) Psychologic factors in cardiovascular disorders. Academic Press, London, pp 138-154

Uexküll T von, Wick E (1962) Die Situationshypertonie. Arch Kreisl Forsch 39:237-271

Walter B, Rüddel H, Eiff AW von (1988) Efficiency of behavioural intervention in hypertension. In: Elbert T, Langosch W, Steptoe A, Vaitl D (eds) Behavioural medicine in cardiovascular disorders. Wiley, Chichester, pp 101-112

Zamir N, Shuber E (1980) Altered pain perception in hypertensive humans. Brain Res 201:471-474

Ein-Jahres-Katamnese zu einem Streßbewältigungstraining für essentielle Hypertoniker in allgemeinärztlichen Praxen

B. Beisenherz, H.-D. Basler und G. Kaluza[1]

Problemstellung

Nach der Streß-Hypothese spielen psychosoziale Belastungen neben anderen Faktoren eine bedeutsame Rolle in der Entstehung und Aufrechterhaltung des Blutdrucks (vgl. Shapiro und Goldstein 1980; Hodapp und Weyer 1982; Linden 1983).

Obwohl die Zusammenhänge zwischen psychischem Streß und Bluthochdruck gegenwärtig keineswegs völlig aufgedeckt sind, zeigen tierexperimentelle Befunde, in welcher Weise Blutdruckregulation und vegetatives Nervensystem sowie Endokrinium zusammenwirken. Chemo- und Barorezeptorensystem, Hypothalamus-Hypophyse-Nebennierenrinden- bzw. Hypothalamus-Nebennierenmark-Achse und damit Cortisol und Katecholamine sowie andere Hormone (z.B. das u.a. im Hypothalamus wirkende, an der Flüssigkeitsregulation beteiligte und stark vasokonstriktorisch wirkende Angiotensin) greifen in die Blutdruckregulation ein, sei es in Form lokaler Rückkopplungsmechanismen, sei es in Form zentral ausgelöster Prozesse. Peripher erfolgende Regulationsvorgänge können dabei ihrerseits Wirkungen auf höhere Zentren haben. So setzen die aktivierten Barorezeptoren die Wahrnehmung aversiver Reize

---

[1] in Kooperation mit GALENUS MANNHEIM. Die folgenden Ärzte waren während der Durchführung der Studie als Gruppenleiter tätig: H. Bergdolt (Wiesloch), W. Billich (Hockenheim), K. Ebschner (Eberbach), B. Müller-Wittig (Brühl), H. Ruck (Rheinstetten-Forchheim), M. Stafunsky (Marburg), K. Uffelmann (Gemünden) und A. Wiesemann (Odenheim)

herab über einen zentral hemmenden Effekt auf afferente sensorische Bahnen und wirken angst- und schmerzreduzierend (Lacey und Lacey 1970; Dworkin 1988).

Während laborexperimentelle Untersuchungen situative Blut-druckerhöhungen bei mentalen und emotionalen Streßsituationen nachweisen, ist die Entstehung der chronischen Form der essentiellen Hypertonie im Zusammenhang mit anhaltender Streßbelastung bislang nicht eindeutig geklärt. Ein von Dworkin (1988) entwickeltes physiologisch fundiertes Modell der Entstehung des Bluthochdrucks basiert auf Befunden, nach denen eine Streßsituation als weniger unangenehm erfahren wird, wenn eine akute tonische Blutdruckerhöhung erfolgt. Ein dauerhaft erhöhter tonischer Blutdruck entsteht nach Dworkin als Folge eines operanten Lernprozesses, in dem die angst- und schmerzreduzierende Wirkung das Auftreten der Blut-druckerhöhung verstärkt (Dworkin et al. 1979).

Verfahren zum Streßmanagement bei essentiellen Hypertonikern wurden inzwischen vielfach erprobt (Jorgensen et al. 1981, Haag et al. 1982; Crowther 1983; vgl. auch Johnston 1985). In kontrollierten Studien zeigt sich eine klinisch relevante Reduktion des Blutdrucks (z.B. bei Kallinke et al. 1982) im Mittel um 19/10 mmHg von einem Ausgangswert von 154/102 mmHg oder in Form einer signifikanten Reduktion der antihyper-tensiven Medikation (z.B. Blanchard et al. 1986). Ein multimodales Streßbewältigungstraining ist einem Entspan-nungstraining allein sowie Biofeedbackverfahren überlegen (Zurawski et al. 1987). Hatch et al. (1985) fanden keine erneuten Blutdruckanstiege bei Patienten, deren Medikation nach einer psychologischen Behandlung reduziert werden konnte. Der blutdrucksenkende bzw. medikamenteneinsparende Effekt hielt in den Studien von Blanchard et al. (1986) sowie von Hatch et al. (1985) zum Zeitpunkt der Nachuntersuchung nach einem halben Jahr weiterhin an. Zurawski et al. (1987) konnten zum Follow-up-Zeitpunkt noch nach einem Jahr die Effekte nachweisen. Im Rahmen der Primärversorgung setzten Knox et al. (1986) in Schweden erfolgreich ein Streßbewältigungstraining ein, das sich als eine effektive Alternative zur medikamentösen Therapie der milden Hypertonie erwies. In einer Pilotstudie mit 13 Patienten konnte der mittlere Blutdruck von 151/96 auf 125/89 mmHg gesenkt werden, ein beachtliches Ergebnis, selbst wenn die Stichprobe klein ist und eine Kontrollgruppe fehlt.

Aufgrund der Ergebnisse bisher vorgelegter Studien erscheint eine Übertragung von verhaltensmodifizierenden Behandlungsansätzen in die Primärversorgung sinnvoll, da in der Bundesrepublik die meisten Hypertoniker vom allgemeinmedizinisch tätigen Arzt entdeckt und behandelt werden.

In unserer eigenen Pilotstudie in zwei Allgemeinarztpraxen erwies sich ein Streßbewältigungstraining für normalgewichtige streßbelastete essentielle Hypertoniker unter der Leitung von Psychologen als erfolgreich. In einem Wartekontrollgruppenplan zeigte sich eine signifikante Reduktion des systolischen Wertes von 150,5 auf 144,0 mmHg (Jaekel und Basler 1985; vgl. auch Kaluza et al. 1988), die einer Kreuzvalidierung standhielt.

In der hier dargestellten Hauptstudie führten Allgemeinärzte eine überarbeitete und standardisierte Version des Programms durch. Die Effekte nach Abschluß des Programms wurden bereits beschrieben (Basler und Beisenherz 1988; Beisenherz et al. 1989). Hier wird eine katamnestische Erhebung ein Jahr nach Abschluß der Therapie dargestellt mit dem Ziel, langfristig fortbestehende Effekte zu untersuchen.

Das Programm "Hypertonie im Gespräch - Streßbewältigung"

Das Ziel des Progamms besteht darin, bei bereits seit mindestens einem Jahr in Behandlung stehenden Hypertonikern eine Reduktion und Stabilisierung des Blutdrucks auf einem niedrigeren Niveau zu erreichen und letztlich Blutdruck- medikamente einzusparen. Neben einer Förderung der Medikamen- tencompliance wird das Ziel primär verfolgt über eine Verbesserung der Streßbewältigung durch Erlernen und Üben von
a) Entspannung
b) Umgang mit sozialen Streßsituationen
c) Selbstermutigung und Problemlösung
d) Ausgleich für bestehende Belastungen
Das Programm "Hypertonie im Gespräch - Streßbewältigung" basiert auf dem Transaktionalen Streßkonzept von Lazarus (1967). Hiernach ist die Streßreaktion das Resultat eines Zusammenwirkens von Streßereignissen einerseits und indivi- duellem Bewältigungsverhalten andererseits. Reaktionen auf kognitiver Ebene kommt dabei eine besondere Bedeutung zu. Bewertungen der Situation als relevant und bedrohlich in Kombination mit Bewertungen individuell zur Verfügung stehender Bewältigungsstrategien als ineffektiv entscheiden über die streßauslösende Wirkung eines Ereignisses (Basler 1986). Scheitern in dieser Phase die Bewältigungsversuche bei fortbestehender Stressoreinwirkung, so verhindern die Gefühle der Angst, Hilflosigkeit und Hoffnungslosigkeit und die damit verbundenen Gedanken weitgehend eine wirksame Ausein- andersetzung mit der Situation.

Der Umgang mit Streßsituationen kann dagegen verbessert werden durch
- effektives Bewältigungshandeln in Form von aktivem Pro- blemlösen
- Dämpfung der somatischen sympathotonischen Komponente der

Streßreaktion durch ein Entspannungsverfahren
- Wahrnehmen von streßverschärfenden Gedanken und Ersetzen
  durch selbstermutigende innere Kommentare
- Ausgleich für anhaltende bestehende Belastungen, um sich
  aus dem gewonnenen Abstand heraus erneut und effektiver
  mit der belastenden Situation auseinanderzusetzen.

In Anknüpfung an das Modell von Lazarus (Abb. 1) zielt das
Programm insbesondere darauf ab, die Ressourcen zur individuellen Bewältigung von Belastungssituationen zu erweitern, die
physische Streßreaktion zu dämpfen und einen Abstand von
Dauerbelastungen zu gewinnen durch aktive Planung von Phasen
des Ausgleichs.

Diese Ziele werden angestrebt über das Erlernen der Blutdruckselbstmessung und der Anleitung zur regelmäßigen Messung
und Protokollierung. Dies ermöglicht dem Patienten, die
Situationsabhängigkeit des Blutdrucks insbesondere in
streßbelasteten Phasen zu erkennen.

Informationen über die Entstehung und Aufrechterhaltung hohen
Blutdrucks, über Risiken des unbehandelten Hochdrucks und
über die Behandlungsmöglichkeiten sowie das Streßmodell von
Lazarus sollen das Verständnis der Zusammenhänge wecken und
die Motivation zur Mitarbeit verstärken.

Beginnend mit einer ausführlichen Form der progressiven
Muskelentspannung nach Jacobson erlernen die Patienten mit
Unterstützung durch eine Tonkassette schrittweise, die
Entspannungsreaktion in zunehmend kürzerer Zeit zu erreichen
und im Alltag einzusetzen.

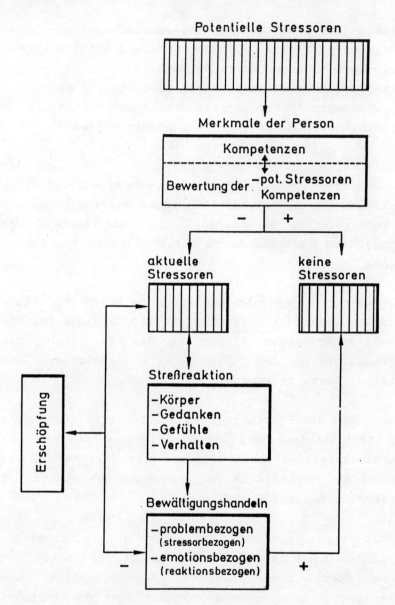

Abb. 1. Streßmodell (vereinfacht nach Lazarus)

Die Patienten lernen darüber hinaus ihre kognitiven Reaktionen in Streßsituationen genauer kennen, indem sie Gedanken in Streßsituationen beobachten und protokollieren. Streßverschärfende Selbstkommentare sollen erkannt und durch angemessene selbstermutigende Vorsätze ersetzt werden.

Aktivitäten zum Ausgleich für Belastungen werden bewußt in den Tagesablauf eingeplant mit dem Ziel einer inneren Distanzierung vom Stressor. Positive Erlebensweisen sollen wieder ins Blickfeld rücken.

Das Programm wurde mit jeweils mindestens 4 Patienten in der Gruppe in zwölf 90-minütigen Sitzungen in der Arztpraxis durchgeführt. Einzelheiten zur Durchführung sowie zur Vorbereitung der Gruppenleiter siehe Beisenherz et al. (1989).

Plan der Untersuchung

Acht allgemeinmedizinisch tätige Ärzte gewannen je 4 bis 6 normalgewichtige Patienten mit vorliegender Streßbelastung für die Teilnahme am Programm und an der wissenschaftlichen Begleitforschung. Eine Wartegruppe bestand jeweils aus weiteren 4-6 Patienten.

Die Patienten nahmen vor Beginn des Programms (Zeitpunkt t_1), 2-3 Monate nach Abschluß des Programms (t_2) sowie nach einem weiteren Jahr (t_3) an einem halbstündigen Interview teil und füllten anschließend die psychologischen Testskalen aus. Jeweils am Ende des Interviews und damit nach einer halben Stunde körperlicher Ruhe und Gewöhnung an die Interview-Situation wurde der Blutdruck im Sitzen mittels Visocor-Blutdruckmeßgeräten (Hersteller: Hestia) gemessen. Zusätzlich wurden Körpergröße und Gewicht mit Hilfe der in der Praxis vorhandenen Meßgeräte bestimmt.

Das Interview umfaßte Fragen zur aktuellen Streßbelastung und medikamentösen Behandlung sowie soziodemographische Angaben.

In der 1-Jahres-Katamnese setzten wir folgende standardisierte Testskalen ein:
- Beschwerdeliste (Version B-L, von Zerssen 1976). Diese Skala erfaßt das Ausmaß an Allgemeinbeschwerden.
- Streßverarbeitungsfragebogen (SVF von Janke et al. 1978; Erdmann et al. 1987; in einer Kurzform von Knispel 1982, ergänzt um die Skala "Aktives Coping" von Küchler 1984). Mit Hilfe dieses Verfahrens werden 17 verschiedene Möglichkeiten der Verarbeitung von Streßsituationen erfaßt, z.B. soziale Abkapselung, Bedürfnis nach Aussprache, Bagatellisierung, Pharmaka- und Genußmittelverbrauch.

Im Verlaufe des Gruppenprogramms erfolgte eine Anpassung der Medikation an auftretende Änderungen des Blutdrucks, die Medikamenten- und Dosisänderungen wurden dokumentiert.

Die katamnestische Untersuchung (t_3) erfaßte darüber hinaus zwischenzeitlich erfolgte Krankenhausaufenthalte und Rehabilitationsmaßnahmen (z.B. Kurse in Autogenem Training). Die Patienten wurden befragt, welche der im Programm vorgesehenen Übungen sie weiterhin durchführen und wie sie aus dem zeitlichen Abstand die Programmbausteine bewerten.

Beschreibung der Stichprobe

Eine ausführliche Beschreibung der Stichprobe sowie der Ergebnisse zum Zeitpunkt t_2 findet sich an anderer Stelle (Basler und Beisenherz 1988; Beisenherz et al. 1989).

Die Ergebnisse zum Zeitpunkt nach der Behandlung basieren auf den vollständigen Daten von 31 Patienten der Behandlungsgruppe und 31 der Kontrollgruppe.

Von insgesamt 27 der ursprünglich 31 Patienten der Behandlungsgruppe sowie 14 der ursprünglich 31 Kontrollgruppenpatienten liegen zur 1-Jahres-Katamnese sowohl Interviewdaten als auch die Fragebogenangaben zu den Beschwerden und zur Streßverarbeitung komplett vor [1].

Nicht nur wegen der Reduktion der Patientenzahl werden wir im folgenden den Begriff der Kontrollgruppe durch den der Vergleichsgruppe (VG) ersetzen. Darüber hinaus gibt es deutliche Hinweise darauf, daß die behandelnden Ärzte in individueller Beratung das Wissen um effektive Streßbewältigung auch an die Kontrollgruppenpatienten weitergegeben haben, selbst wenn sie an einem Gruppenprogramm nicht teilnahmen. Weiterhin ist zu vermuten, daß auch die Kontrollgruppenpatienten durch die wiederholte Befragung sich verstärkt mit Strategien der Streßbewältigung auseinandergesetzt haben. Daher ist diese Gruppe zum Zeitpunkt t_3 nicht als völlig frei von allen Behandlungseinflüssen zu sehen, die auf die Einführung des Programms in die Praxis zurückzuführen sind.

---

[1] Mit zwei der Patienten der Behandlungsgruppe konnte kein Termin vereinbart werden; eine Patientin war verstorben (Opfer eines Autounfalls), ein Patient war ins Ausland verzogen. Der starke Rückgang der Patientenzahl in der Kontrollgruppe ist zum Teil darauf zurückzuführen, daß sechs Patienten in der Zwischenzeit vom behandelnden Arzt nach Abschluß der Gruppenbehandlung der Versuchsgruppe ebenfalls die Gruppenbehandlung angeboten worden war. Zwei Patienten wurden nicht mehr in der Praxis behandelt; mit einer Patientin konnte kein Termin vereinbart werden; acht Patienten waren nicht bereit, sich für die Untersuchung ein weiteresmal zur Verfügung zu stellen.

Hinsichtlich des Alters unterscheiden sich die reduzierten Stichproben zwar nicht von den ursprünglichen (BG: M=44,7; s=11,1; VG: M=52,9; s=6,6), wohl aber untereinander (t_{hom}= -2,51; p<0,05). Der Anteil der Frauen in der Behandlungsgruppe beträgt 37% gegenüber 35,7% in der Vergleichsgruppe. Dieser Unterschied ist nicht signifikant (Chi^2=0,007; df=1; n.s.).

Hinsichtlich Gewicht (BG: M=77,1; s=7,8; VG: M=79,9; s=14,3) bzw. Broca-Index (BG: M=111,4; s=12,4; VG: M=113,6; s=9,1) unterscheiden sich die Patientengruppen ebenfalls nicht voneinander.

Die Streßbelastung vor Beginn der Gruppenbehandlung ist in beiden Gruppen vergleichbar, und danach gefragt, ob die erlebte Streßbelastung jetzt größer, geringer oder gleich sei im Vergleich zur Erstbefragung, geben die Patienten der Behandlungsgruppe gleichartige Veränderungen an wie die Patienten der Vergleichsgruppe für den beruflichen Bereich (WILCOXON-Vorzeichen-Rangtest: z=-0,352; n.s.) und für den privaten Bereich (z=-0,236; n.s.).

Ergebnisse

Psychologische Erfolgskriterien

Befinden

Zum Katamnesezeitpunkt beurteilen 63,0% (17) der ehemaligen Gruppenteilnehmer ihren Gesundheitszustand als "gut" bzw. "sehr gut" gegenüber 50 % (7) in der Vergleichsgruppe (Chi^2=0,638; df=1; n.s.). Der Prozentsatz der Kategorie "sehr gut/gut" ist gegenüber den Ausgangswerten zum Zeitpunkt t_1 um 22,6% höher gegenüber 14,5% in der Vergleichsgruppe.

Compliance

Zur 1-Jahreskatamnese führt der überwiegende Teil der Patienten (96,3%) der Behandlungsgruppe nach eigenen Angaben weiterhin die im Programm vermittelten Maßnahmen bzw. Übungen mindestens einmal pro Woche durch, d.h. das Entspannungstraining in Lang- oder Kurzform, die Ganzkörper-Entspannung, beruhigende und ermutigende Selbstinstruktion, Forderungen anderer auch einmal ablehnen, um Unterstützung bitten und Ausgleich für Belastungen schaffen. Der Anteil von 70,3% der Patienten, der vier oder mehr der im Programm erlernten Streßbewältigungsmaßnahmen nach Ablauf eines Jahres weiterhin mindestens einmal wöchentlich ausübt, ist beachtlich. Lediglich ein Patient gibt nur eine, ein anderer keine Übung an, die regelmäßig durchgeführt wird.

Allgemeinbeschwerden

Wie aus Abb. 2 zu ersehen ist, nehmen die Allgemeinbeschwerden (Beschwerdeliste B-L) zunächst in beiden Gruppen ab, steigen jedoch zum Katamnesezeitpunkt in der Vergleichsgruppe wieder etwa auf das Ausgangsniveau an, während sie in der Behandlungsgruppe weiter absinken. Als Hinweis auf die Bedeutsamkeit dieses Ergebnisses mag der Vergleich mit Werten dienen, die der Testautor angibt: Bei körperlich gesunden Personen betragen die Mittelwerte 13,5 bis 14,3 Rohwertpunkte. Für Patienten mit verschiedenartigen körperlichen Krankheiten (n = 86) wird ein Mittelwert von 23,7 angegeben (von Zerssen 1976). Für Männer gelten Werte von 19 und mehr als auffällig, für Frauen Werte von 24 und darüber.

Da sich unsere Stichprobe zu ca. zwei Dritteln aus Männern zusammensetzt, kann der niedrigere der beiden Vergleichswerte herangezogen werden. Es zeigt sich, daß das Programm langfristig zu einer Reduktion der Allgemeinbeschwerden etwa auf das Niveau gesunder Personen führt. Die Vergleichspersonen

zeigen zum Katamnesezeitpunkt dagegen ein Ausmaß an Allgemeinbeschwerden vergleichbar den Werten, die für Personen mit
körperlichen Krankheiten vorliegen.

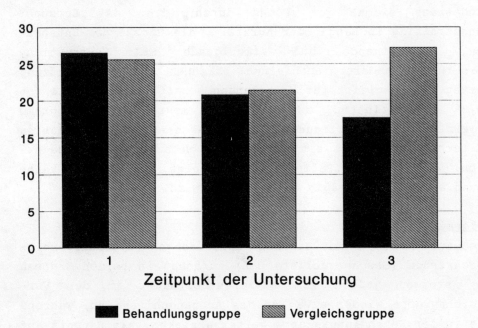

Zeitpunkt der Untersuchung

■ Behandlungsgruppe   ▨ Vergleichsgruppe

Abb. 2. Ausprägung der Allgemeinbeschwerden zu den drei Meßzeitpunkten vor (t_1), nach (t_2) und ca. ein Jahr nach (t_3)
der Behandlung

Streßverarbeitung

Die 17 Subskalen des SVF wurden nach Experteneinschätzung
(vgl. Beisenherz et al. 1989) aufgeteilt in streßmildernde
(z.B. aktives Coping, Bedürfnis nach Aussprache, Ablenkung)
bzw. streßverschärfende (z.B. Selbstbeschuldigung, Resi-
gnation, soziale Abkapselung) Verarbeitungsstrategien bezogen
auf die im Programm angestrebten Veränderungen (Abb. 3).

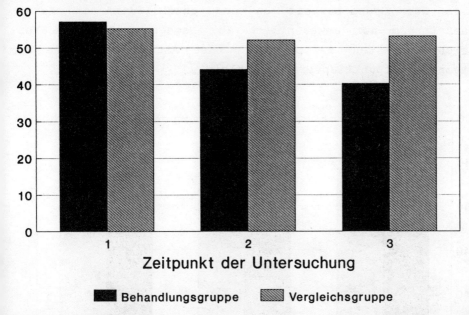

Eine Analyse der streßverschärfenden Bewältigungsstrategien zeigt in beiden Gruppen ein vergleichbares Ausgangsniveau. Obwohl zum Zeitpunkt t_2 beide Gruppen eine Verringerung der streßverschärfenden Strategien zeigen, ist die auf das Programm zurückzuführende Reduktion bereits größer und nimmt langfristig weiterhin zu. Dagegen bleiben die streß-verschärfenden Strategien in der Vergleichsgruppe langfristig konstant.

Die Veränderung der streßmildernden Strategien ist insgesamt weniger ausgeprägt (Abb. 4). Es findet sich eine für Behandlungs- und Vergleichsgruppe gegenläufige Tendenz: Während die Behandlungsgruppe etwas geringere Ausgangswerte aufweist, nimmt der streßmildernde Umgang mit Belastungssituationen im

Laufe der Gruppenarbeit zu und anschließend im Katamnesezeitraum nur unwesentlich ab. Dagegen weist die Vergleichsgruppe zum Zeitpunkt t_2 eine Abnahme auf, die zum Katamnesezeitpunkt unverändert bleibt.

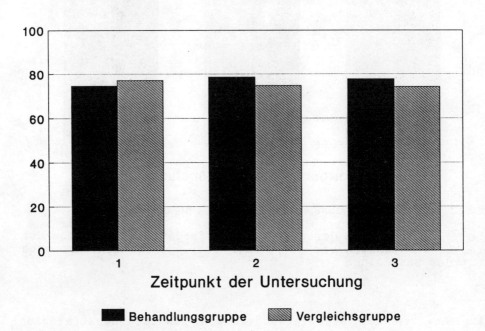

Abb. 4. Ausprägung der streßmildernden Strategien zu den drei Meßzeitpunkten vor (t_1), nach (t_2) und ca. ein Jahr nach (t_3) der Behandlung

Medizinische Erfolgskriterien

Medikation

Ein wesentliches Ziel des Programms besteht in der Reduktion der zur Blutdruckbehandlung erforderlichen Medikation. Tabelle 1 zeigt die Häufigkeit von gleichgebliebener

Medikation, Medikamentenreduktion, Absetzen der Medikation
sowie Dosisreduktion bei gleichem Medikament.

Zeitraum	Versuchsgruppe		Vergleichsgruppe	
	$t_1 - t_2$	$t_1 - t_3$	$t_1 - t_2$	$t_1 - t_3$
Medikament gleich	9 (39,1%)	8 (34,8%)	10 (90,9%)	7 (63,6%)
Medikament gewechselt	1 (4,3%)	1 (4,3%)	-	1 (9,1%)
Neuverordnung/ Dosiserhöhung	1 (4,3%)	1 (4,3%)	1 (9,1%)	1 (9,1%)
Medikament abgesetzt	10 (43,5%)	12 (52,2%)	-	2 (18,2%)
Dosis verringert	2 (8,7%)	1 (4,3%)	-	-
n	23	23	11	11
ohne Medikation	4	4	3	3

Tabelle 1. Prozentsatz der Medikamentenänderungen in Versuchs- und Vergleichsgruppe

Angegeben ist jeweils ein Vergleich der Angaben zur
Medikation zwischen den Zeitpunkten t_1 und t_2 sowie zur
Veranschaulichung der langfristigen Veränderungen zwischen
den Zeitpunkten t_1 und t_3.

Es zeigt sich recht eindrucksvoll, daß in der Behandlungsgruppe zum Zeitpunkt t_2 bei 52,2% der Patienten die
Medikation abgesetzt oder die Dosis reduziert werden konnte
gegenüber lediglich einer Neuverordnung (4,3%).

Betrachtet man die Medikation zum Katamnesezeitpunkt, so steigt der Anteil der Patienten, die keine Blutdruck-medikation mehr benötigen oder bei denen die Dosis reduziert werden konnte, auf 56,5% an.

Demgegenüber war eine Dosisreduktion bzw. ein Absetzen des Medikaments in der Vergleichsgruppe zum Zeitpunkt t_2 nicht zu verzeichnen; zum Katamnesezeitpunkt war nur bei zwei Patienten (18,2%) die Medikation abgesetzt worden.

Blutdruck
Zur Beurteilung der Effekte des Programms auf den Blutdruck ist von Interesse, wie sich Gruppenbehandlung und Medikamentenreduktion auf den Blutdruck auswirken.

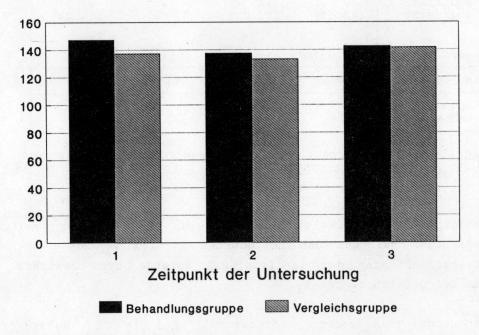

Abb. 5. Systolischer Blutdruck vor (t_1), nach (t_2) und ein Jahr nach (t_3) der Gruppenbehandlung

Wie die Werte zu den drei Untersuchungszeitpunkten (Abb. 5 und 6) zeigen, handelt es sich bereits zum Ausgangszeitpunkt bei beiden Stichproben um relativ gut eingestellte Hypertoniker, deren Blutdruck im Mittel im unteren Bereich der als grenzwertig zu klassifizierenden bzw. im oberen Bereich der als normoton einzustufenden Werte liegt.

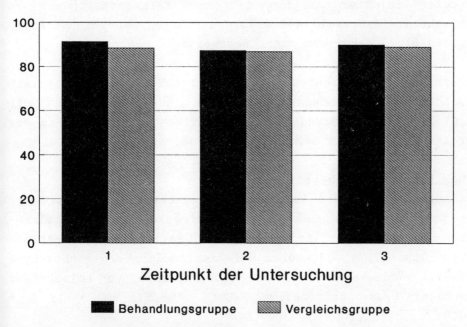

Zeitpunkt der Untersuchung

■ Behandlungsgruppe   ▨ Vergleichsgruppe

<u>Abb. 6.</u> Diastolischer Blutdruck vor (t_1), nach (t_2) und ein Jahr nach (t_3) der Gruppenbehandlung

Ein Vergleich der systolischen und diastolischen Blutdruckwerte in der zum Katamnesezeitpunkt reduzierten Stichprobe zeigt: Der durchschnittliche systolische Blutdruckwert sinkt zum Zeitpunkt t_2 in der Behandlungsgruppe um 10 mmHg ab und steigt zum Zeitpunkt t_3 hin um durchschnittlich etwa 5 mmHg an. In der Vergleichsgruppe sinkt der Wert - von einem allerdings deutlich niedrigeren Ausgangsniveau - um 5 mmHg

ab, steigt jedoch erneut auf einen Wert an, der zum Katamnesezeitpunkt dem der Behandlungsgruppe vergleichbar ist.

Der diastolische Ausgangswert ist höher in der Vergleichsgruppe. In beiden Gruppen sinken die durchschnittlichen
Werte, deutlicher allerdings in der Vergleichsgruppe. Ein
erneuter leichter Anstieg ist zum Katamesezeitpunkt zu
beobachten. Insgesamt läßt sich ein Einfluß der Gruppenarbeit
auf das Blutdruckniveau nicht nachweisen.

Der Anteil der Patienten, der nach eigenen Angaben weiterhin
regelmäßig Blutdruckselbstmessungen durchführt, ist mit
92,6% in der Behandlungsgruppe signifikant größer als in der
Vergleichsgruppe mit 57,1% (Chi^2 = 7,38, df = 1; p < 0,01).

Rehabilitationsaufenthalte
Behandlungsgruppe und Vergleichsgruppe unterscheiden sich in
der Zahl der im Katamesezeitraum eingeleiteten Rehabilitationsmaßnahmen. Für lediglich zwei Patienten der Behandlungsgruppe (7,7%) gegenüber 5 Patienten der Vergleichsgruppe
(35,5%) wurde eine Rehabilitationsmaßnahme von mindestens
4wöchiger Dauer erforderlich (Chi^2 = 5,57; df = 1; p =
0,018).

Beurteilung des Programms

Das Katamneseinterview schloß mit der offenen Frage "Möchten
Sie uns noch etwas zu den langfristigen Wirkungen des
Programms mitteilen, das bisher noch nicht angesprochen
worden ist?" Im folgenden wird ein Überblick über die
Antworten gegeben. Da Mehrfachnennungen auftreten, beziehen
sich die folgenden Angaben auf 52 Aussagen, wobei 5 Patienten
auf ergänzende Angaben verzichteten.

In fünfundzwanzig Antworten (48%) werden die langfristigen Effekte in einem allgemeinen Sinn als positiv bewertet (z.B. "das Programm war gut", "das Programm hat mir sehr gut getan" oder "ich bin froh, daß ich teilgenommen habe"). Davon beziehen sich fünf Antworten auf eine größere Ausgeglichenheit, die sich als Folge des Programms einstellte; sieben Antworten nennen explizit die langfristig weiterbestehende positive Wirkung.

Die übrigen Antworten beziehen sich auf die im Programm vermittelten Techniken: Verbesserter Umgang mit Streß wird in 10 Antworten (20%) genannt (z.B. "ich kann Streß besser bewältigen", "ich gebe Arbeiten auch mal ab").

Die Informationen, die im Programm vermittelt wurden, insbesondere über Bluthochdruck, werden von sieben Patienten (13%) positiv hervorgehoben; drei Patienten (6%) haben nach ihren Aussagen vor allem von den Entspannungsübungen profitiert, jeweils zwei weitere (je 4%) von dem Ausgleich für Belastungen sowie von den Gruppengesprächen. Der Wunsch nach einer Fortsetzung oder Wiederholung des Programms wird von zwei (4%) Patienten geäußert.

Diskussion

Die langfristigen Effekte des Programms bestehen in
- einer Verringerung der Allgemeinbeschwerden
- einer Verringerung streßverschärfender Verarbeitungsstrategien
- einer - allerdings geringfügigen - Zunahme streßmildernder Verarbeitungsstrategien

sowie
- einer Reduktion der antihypertensiven Medikation
- einer Verringerung verordneter Kuraufenthalte

In den katamnestischen Untersuchungen zeigten sich demgegenüber zwischen Behandlungs- und Vergleichsgruppe keine Unterschiede hinsichtlich der Blutdruckwerte.

Somit erweist sich das Programm langfristig als erfolgreich hinsichtlich eines verbesserten Umgangs mit der Streßbelastung, eines verbesserten gesundheitlichen Befindens, einer Verringerung der Allgemeinbeschwerden sowie der erforderlichen antihypertensiven Medikation.

Effekte hinsichtlich der Blutdruckwerte konnten nicht nachgewiesen werden. Dabei ist jedoch zu beachten, daß abgesehen von 4 Patienten der Behandlungs- und 8 Patienten der Vergleichsgruppe, die keine Antihypertensiva erhielten, alle Patienten bereits vor Beginn der Gruppenbehandlung medikamentös gut eingestellt waren. Daher ist eine weitere über die medikamentöse Blutdrucksenkung hinausgehende Reduktion der Werte schwierig zu erreichen. Unter diesem Aspekt ist die Tatsache, daß bei fast 60% der Patienten die Medikation abgesetzt oder verringert werden konnte, sehr beeindruckend. Für die Vergleichsgruppenpatienten kann ein annähernd vergleichbarer Effekt nicht nachgewiesen werden.

Die Medikamentenreduktion erscheint umso beachtlicher, wenn man bedenkt, daß durch häufiger erfolgte Rehabilitationsmaßnahmen in der Vergleichsgruppe (35,7% gegenüber 7% in der Behandlungsgruppe) ein solcher Effekt nicht erzielt werden konnte. Zwar sollten die unterschiedlichen Häufigkeiten trotz der statistischen Absicherung wegen der geringen Stichprobengröße zum Katamnesezeitpunkt nicht überbewertet werden, beachtlich ist aber dennoch, daß die Behandlungsgruppe trotz seltener erfolgter Rehabilitationsmaßnahmen ein besseres Allgemeinbefinden angibt als die Vergleichsgruppe. Wenn offensichtlich durch die Gruppenbehandlung die

Häufigkeit der Aufenthalte in Rehabilitationseinrichtungen verringert werden kann, wenn darüber hinaus auch noch die Lebensqualität ansteigt und die Medikation eingespart werden kann, so ist dies auch unter Kostengesichtspunkten als Erfolg des Programms zu werten.

Wenn wir nämlich davon ausgehen, daß die Kosten einer Jahres-medikation 1.000,-- DM und die Behandlungskosten in einer Rehabilitationsklinik 10.000,-- DM pro Patient betragen und wenn bei 12 Patienten das Medikament abgesetzt und bei 5 Patienten ein Kuraufenthalt vermieden werden konnte, so berechnet sich eine Einsparung innerhalb des Katam-nesezeitraums von 72.000,-- DM.

Auch in der bereits erwähnten Studie von Blanchard et al. (1986) wird über eine Verringerung der Medikation berichtet. Hier konnten 35% der Hypertoniepatienten, die mit mindestens zwei antihypertensiv wirkenden Präparaten behandelt wurden, als Resultat eines Hauttemperatur-Biofeedback-Trainings jeweils das zweite Medikament absetzen. Dieser Effekt blieb auch 12 Monate nach Abschluß des Trainings unverändert. In einem von uns entwickelten Gruppenprogramm für übergewichtige Hypertoniker (Basler et al. 1985) konnte in der 3-Monats-Katamnese eine Reduktion der Medikation bzw. das Absetzen des Medikaments bei 30% der Patienten beobachtet werden (Basler 1987).

In der 2-Jahres-Katamnese wurde sogar bei 45% der Patienten eine Einsparung der Medikation ermöglicht.

Auch Patel und Marmot (1987) konnten einen Langzeiteffekt nachweisen. Das von ihnen geleitete Streßbewältigungstraining führte zu einer klinisch bedeutsamen Blutdruckreduktion, die über einen Beobachtungszeitraum von vier Jahren hinweg aufrechterhalten werden konnte. Patienten, die die erlernten Entspannungsübungen und kognitiven Strategien im Alltag langfristig zur Bewältigung von Streßsituationen nutzten, wiesen in der Katamnese eine größere Reduktion auf als diejenigen, die die Techniken nicht mehr einsetzten. Die Teilnehmer des Trainings berichteten darüber hinaus über signifikante Verbesserungen der Beziehungen am Arbeitsplatz, des allgemeinen Gesundheitszustandes, der Lebensfreude und der Beziehungen zu Freunden und innerhalb der Familie verglichen mit den Kontrollpersonen.

Dafür, daß es den Patienten in unserer Studie gelungen ist, das Erlernte im Alltag zu verankern, spricht die vergleichsweise hohe Zahl derjenigen, die die Übungen bzw. die Maßnahmen zur Streßbewältigung weiterhin durchführten. Die deutlich positive Bewertung des Programms und die geringe Zahl der Abbrecher weisen auf eine hohe Akzeptanz hin.

Nach derzeitigem Wissen kann die Wirksamkeit von Entspannung und Streßmanagement-Training als gegeben angesehen werden. Sie zeigt sich nicht nur in einer Verbesserung der Lebensqualität, sondern trägt darüber hinaus wesentlich zu einer Optimierung der Versorgung der Hypertonie-Patienten bei, indem sie hilft, Antihypertensiva einzusparen, und damit mögliche Nebenwirkungen der Medikamente auf ein Minimum zu reduzieren und Behandlungskosten einzusparen.

Zusammenfassung

Ein Streßbewältigungstraining mit den Komponenten Progressive Muskelrelaxation, Problemlösung und Belastungsausgleich wurde in standardisierter Form durch Allgemeinärzte 31 normalgewichtigen, medikamentös bereits antihypertensiv behandelten essentiellen Hypertonikern angeboten. Weitere 31 Patienten dienten als Wartekontrollgruppe. In die Ein-Jahres-Katamnese gehen die Daten von 27 Personen der Versuchsgruppe und 14 Personen der Kontrollgruppe ein. Im Vergleich zur Kontrollgruppe ist in der Versuchsgruppe eine deutliche Abnahme streßverschärfender bei einer Steigerung streßverringernder Verarbeitungsstrategien zu beobachten. Einher geht damit ein verbessertes Befinden und eine Verringerung der Allgemeinbeschwerden. Wegen des bereits reduzierten Ausgangsniveau des Blutdrucks kann eine weitere, durch das Training bedingte Blutdruckreduktion nicht beobachtet werden. Bei der Hälfte der Patienten konnte jedoch das antihypertensive Präparat abgesetzt werden. Außerdem nahmen die Patienten der Versuchsgruppe seltener an Rehabilitationskuren teil als die Patienten der Kontrollgruppe. Somit führt das Training zu einem verbesserten Befinden, zu einer Verringerung der Medikation und zu einer Einsparung der Behandlungskosten.

Literatur

Basler HD (1986) Entspannung und Streßbewältigung - ein Trainingsprogramm für essentielle Hypertoniker. Allgemeinmedizin 15:187-193

Basler HD (1987) "Hypertonie im Gespräch" - Ergebnisse eines bundesweiten Einsatzes des Gruppenprogramms für adipöse essentielle Hypertoniker. Münchner Medizinische Wochenschrift 129:703-705

Basler HD, Beisenherz B (1988) Group treatment for essential hypertensive patients in general medicine practice. In: Emmelkamp PMG, Everaerd WTAM, Kraaimaat F, van Son MJM (eds) Advances in theory and practice in behaviour therapy. Annual Series of European Research in Behaviour Therapy 3:185-196

Basler HD, Brinkmeier U, Buser K, Haehn KD, Mölders-Kober R (1985) Psychological group treatment of obese essential hypertensives by lay therapists in rural general practice settings. Psychosomatic Research 20:383-391

Beisenherz B, Basler HD, Kaluza G (1989) Entspannung und Streßbewältigung mit essentiellen Hypertonikern - das Gruppenprogramm "Hypertonie im Gespräch - Streßbewältigung". In: Basler HD (Hrsg) Gruppenarbeit in der Allgemeinpraxis. Springer, Berlin Heidelberg New York, pp 42-60

Blanchard EB, McCoy GC, Musso A, Maryrose A, Pallmeyer TP, Gerardi RJ, Cotch PA, Siracusa K, Andrasik F (1986) A controlled comparison of thermal biofeedback and relaxation training in the treatment of essential hypertension: I Short-term and long-term outcome. Behavioural Therapy 17:563-579

Crowther JH (1983) Stress management training and relaxation imagery in the treatment of essential hypertension. Journal of Behavioural Medicine 8:169-187

Dworkin B (1988) Hypertension as a learned response: The baroreceptor reinforcement hypothesis. In: Elbert T, Langosch W, Steptoe A, Vaitl D (eds) Behavioural medicine in cardio-vascular disorders. Wiley, Chichester, pp 17-47

Dworkin BR, Filewich RJ, Miller NE, Craigmyle N, Pickering TG (1979) Baroreceptor activation reduces reactivity to noxious stimulation: Implications for hypertension. Science 205: 1299-1301

Erdmann G, Janke W, Boucsein W (1987) Der Streßverarbeitungs-fragebogen. Ärztliche Praxis 15:1208-1210

Haag G, Larbig W, Birbaumer N (1982) Psychologische Verfahren zur Behandlung der essentiellen Hypertonie. In: Vaitl D (Hrsg) Essentielle Hypertonie. Springer, Berlin Heidelberg New York, pp 203-223

Hatch JP, Klatt KD, Supik JD, Rios N (1985) Combined behavioural and pharmacological treatment of essential hypertension. Biofeedback and Self Regulation 10:119-138

Hodapp V, Weyer G (1982) Zur Streß-Hypothese der essentiellen Hypertonie. In: Vaitl D (Hrsg) Essentielle Hypertonie. Springer, Berlin Heidelberg New York

Jaekel H, Basler HD (1985) Verhaltenstherapie mit Gruppen normalgewichtiger essentieller Hypertoniker in der Allgemeinpraxis. Psychotherapie Psychosomatik Medizinische Psychologie 35:219-224

Janke W, Erdmann G, Boucsein, W (1978) Der Streßverarbeitungsfragebogen. Ärztliche Praxis 38:1208-1210

Johnston DW (1985) Psychological interventions in cardio-vascular diseases. Psychosomatic Research 29:447-456

Jorgensen RS, Houston BK, Zurawski RM (1981) Anxiety management training in the treatment of essential hypertension. Behaviour Research and Therapy 19:467-474

Kallinke D, Kulick B, Heim P (1982) Psychologische Behandlungsmöglichkeiten bei essentiellen Hypertonikern. In: Köhle K (Hrsg) Zur Psychosomatik von Herz-Kreislauf-Erkrankungen. Springer, Berlin Heidelberg New York, pp 75-93

Kaluza G, Basler HD, Henrich S (1988) Entwicklung und Evaluation eines Programms zur Streßbewältigung. Verhaltensmodifikation und Verhaltensmedizin 9:22-41

Knispel M (1982) Vegetative Labilität, subjektives Belastungserleben und Möglichkeiten der Streßbewältigung bei Migränikern - eine vergleichende Studie. Unveröffentlichte Diplomarbeit, Marburg

Knox S, Thorell T, Malmberg BG, Lindqvist R (1986) Stress management in the treatment of essential hypertension in primary health care. Scandinavian Journal of Primary Health Care 4:175-181

Küchler P (1984) Streßbewältigung bei Migräne. Unveröffentlichte Diplomarbeit, Marburg

Lacey J, Lacey B (1970) Some autonomic-central nervous system interrelationships. In: Black P (ed) Psychophysiology of cardiovascular control. Plenum Press, New York, pp 205-277

Lazarus PS (1967) Stress theory and psychophysiological research: In: Levi L (ed) Emotional stress. Karger, Basel

Linden W (1983) Psychologische Perspektiven des Bluthochdrucks. Karger, Basel

Patel C, Marmot MG (1987) Stress management, blood pressure and quality of life. Journal of Hypertension (suppl) 5:21-28

Shapiro D, Goldstein IB (1980) Verhaltensmuster und ihre Beziehung zur Hypertonie. In: Rosenthal J (Hrsg) Arterielle Hypertonie. Springer, Berlin Heidelberg New York, pp 12-25

Zerssen von D (1976) Die Beschwerde-Liste. Beltz, Weinheim

Zurawski RM, Smith TW, Houston BK (1987) Stress management for essential hypertension: comparison with a minimally effective treatment predictors of response to treatment, and effects on reactivity. Journal of Psychosomatic Research 31: 453-462

Arzt-Patienten-Seminare der Hochdruckliga

S. Gleichmann, U. Gleichmann und *D. Klaus*

Einleitung

Die Langzeitbehandlung der essentiellen Hypertonie stellt eine Herausforderung für unsere heutige Gesellschaft dar, denn immerhin sind von dieser Erkrankung 17% unserer deutschen Bevölkerung [2] betroffen. Aus den Studien von Medis [8] wissen wir, daß nur ein kleiner Teil der Betroffenen in Deutschland behandelt wird. Diese und andere Untersuchungen [5] fordern uns auf, neue Wege der Therapie insbesondere der Patientenberatung zu suchen. Es ist uns heute wohl allen einsichtig, daß sowohl Arzt als auch Patient bei dieser im Frühstadium ohne Leidensdruck einhergehenden Erkrankung gefordert sind, eine gemeinsame Strategie für die Therapie entwickeln zu müssen, um bei dem vorhandenen Wissen der Therapiemöglichkeiten [3] Folgeerkrankungen langfristig vorzubeugen.

Die Trias Erkenntnis-Wissen-Einstellung sowie Verhalten des Patienten zu seiner Erkrankung sind die entscheidenden Eckpfeiler der Therapie der chronischen Erkrankungen des Herz-Kreislauf-Systems; die essentielle Hypertonie ist eine der wichtigen davon. Die Ärzteschaft, der einzelne Arzt, die Patienten bzw. der einzelne Patient, Ernährungsindustrie, Pharmaindustrie, Krankenkassen, um einige zu nennen, müssen gemeinsam an einem Konzept einer möglichen langfristig akzeptierbaren Lösung der Behandlung der Hypertonie arbeiten.

Das heutige Konzept der Aufklärung hinsichtlich Prävention und Therapie von Herz-Kreislauferkrankungen umfaßt neben der Individualberatung die Massenstrategie. Im nachfolgenden berichten wir über Arzt-Patienten-Seminare, die in den Bereich der Massenstrategie bzw. -aufklärung gehören.

Die Deutsche Herzstiftung e.V. und die Deutsche Liga zur Bekämpfung des hohen Blutdruckes e.V. bemühen sich mit Unterstützung der Pharmaindustrie und neuerdings der Krankenkassen intensiv, die Ärzteschaft sowie die Bevölkerung im Rahmen der Massen- bzw. Individualstrategie hinsichtlich der Behandlungsmöglichkeiten von Herz- und Kreislauferkrankungen zu informieren und damit zur verbesserten langfristigen Compliance zu motivieren.

Die Anregung zur Durchführung von Arzt-Patienten-Seminaren erfolgt in der Regel von den Organisationen: Deutsche Herzstiftung e.V. bzw. Deutsche Liga zur Bekämpfung des hohen Blutdruckes e.V. an ihre leitenden ärztlichen Mitglieder. Zur Zeit bieten beide Organisationen bundesweit jährlich etwa 20 Arzt-Patienten-Seminare an mit etwa 100 bis 1000 Teilnehmern pro Seminar.

Themen, Organisation, Marketing und Finanzierung der Seminare

Die Themen der Arzt-Patienten-Seminare der Deutschen Herzstiftung sind in erster Linie Koronare Herzerkrankung, Rehabilitation, Klappenersatz und neuerdings Herztransplantation. Die Themen der Arzt-Patienten-Seminare der Hochdruckliga beschäftigen sich ausschließlich mit Fragen zur Hypertonie unter der Überschrift: "Sprechstunde Bluthochdruck" bzw. "Hochdruck - ein Lebensschicksal" [1].

Die Arzt-Patienten-Seminare richten sich im Rahmen der kommunalen Prävention an Patienten, Angehörige sowie Interessierte aus der angesprochenen Bevölkerung. Die Seminare der Hochdruckliga geben die Möglichkeit zur Information über

Hypertonie. Zum Thema Hochdruck werden angesprochen: Hochdruck und Ernährung, Hochdruck und Medikamente, Hochdruck und Bewegung, Hochdruck und Streß, Hochdruck und Schlaganfall, Hochdruck und Angina pectoris, Blutdruckselbstmessung sowie Notfallmaßnahmen (Abb. 1).

Die Hochdruckliga stellt allen Referenten zur Vorbereitung und Durchführung entsprechender Seminare einen Leitfaden "Bluthochdruck und kardiovaskuläre Risikofaktoren" zur Verfügung, der die in Frage kommenden Themen ausführlich darstellt sowie gleichzeitig folien- bzw. diagerechte Abbildungen zur Vervielfältigung in dem Leitfaden anbietet. Die Hochdruckliga überläßt das Copyright interessierten Referenten für entsprechende Seminare. Die Referenten der Hochdruck-Seminare sind leitende Ärzte aus Krankenhäusern, Oberärzte, engagierte Assistenzärzte, niedergelassene Ärzte, Diätassistenten, EMBs, Sporttherapeuten und Apotheker sowie leitende Krankenkassenmitarbeiter. Da die Seminare Teil der kommunalen Prävention [4] sind, werden in der Regel die Seminare von ortsansässigen Ärzten und anderen Vertretern aus dem medizinischen Bereich geplant und durchgeführt.

Fragen zur Organisation, Durchführung und Finanzierung von Arzt-Patienten-Seminaren werden in Leitfäden beider Organisationen ausführlich besprochen; die Deutsche Herzstiftung wie auch die Hochdruckliga stellt diese Leitfäden Interessierten zur Verfügung [9, 10]. Diese Leitfäden geben ausführlich Anleitung zu den vorbereitenden Maßnahmen eines Arzt-Patienten-Seminars. Hier wird u.a. der notwendige Terminplan für die Planung vorgestellt. Diese Planung schließt ein: Bestimmung von Ort und Termin für die Veranstaltung, Miete der/des Veranstaltungsraumes, Absprache mit möglichen Sponsoren - Pharmaindustrie, Krankenkassen, Programmerstellung, Verpflichtung von Referenten, Vorberei-

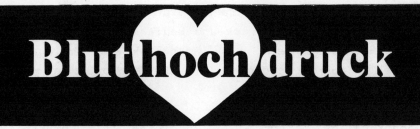

7. Arzt-Patienten-Seminar in Bad Oeynhausen

Patienten fragen – Experten antworten zum Thema

Hochdruck - ein Lebensschicksal

7. März 1987, 9.30-12.00 Uhr
im Herzzentrum Nordrhein-Westfalen,
Bad Oeynhausen, Georgstraße 11, Hörsaal

Schirmherr: Bürgermeister Willi Spilker, Bad Oeynhausen

THEMEN:

Hochdruck – Folgeerkrankungen
Prof. Dr. med. U. Gleichmann

Blutdruck – Selbstmessung
Dr. med. S. Gleichmann

Medikamente zur Behandlung des hohen Blutdruckes
Prof. Dr. med. D. Klaus

Lebensstil: Ernährung, Bewegung, Freizeitgestaltung, Streßbewältigung
L. Nassauer, EMB, Dr. med. H. Philippi, Dr. med. H. Meruna

Notfallmaßnahmen
Dr. med. H. Seggewiß, H. J. Heemeier

Blutdruckmessung, Cholesterinbestimmung für alle Teilnehmer möglich

---

Teilnahme kostenlos
Veranstalter: Verein zur Förderung med. Prävention und Rehabilitation Bad Oeynhausen e.V.
In Zusammenarbeit mit: Herzzentrum Nordrhein-Westfalen, Ärzteverein Bad Oeynhausen, Siekertalklinik,
AOK Minden-Lübbecke, BEK Bad Oeynhausen, DAK Bad Oeynhausen,
Apothekerkammer Westfalen-Lippe

 Deutsche Liga zur Bekämpfung des hohen Blutdruckes e.V., Postfach 10 20 40, 6900 Heidelberg 1

Abb. 1. Seminarankündigung

tung einer Pressekonferenz für das Arzt-Patienten-Seminar, Termin für die Besprechung mit Ärztevereinen, Krankenkassen, Apotheken, Auswahl einer ausstellenden Buchhandlung, Auswahl einer ausstellenden Firma für Medizintechnik - Blutdruckapparate zur Blutdruckselbstmessung, Gewinnung eines Schirmherrn, Eintragung im Veranstaltungskalender der Kommune und der Krankenkassen, Vorbereitung sowie Druck von Programmen und Ankündigungszetteln, Besprechung mit niedergelassenen Ärzten, Ärzteverein, Apothekern, Krankenkassen, Werbemaßnahmen. Es werden Hinweise für geeignete Patientenmaterialien sowie Adressen zu deren Anforderungen gegeben.

Das Marketing bzw. die Werbung im Vorfeld des Arzt-Patienten-Seminars weckt Neugier bei der betroffenen Bevölkerung, regt Fragen zu den Themen der Veranstaltung bei Betroffenen und Interessierten an. Die für die Ankündigung der Seminare verwendeten Einladungen haben zum Teil eingedruckte Postkarten zwecks Anmeldung und Stellen von Fragen zum Thema: Hypertonie für die interessierten Patienten. Diese Möglichkeit wird von etwa durchschnittlich 10% der angemeldeten Teilnehmer benutzt. Hochdruckpatienten stellen prozentual weniger Fragen im Vorfeld als z.B. Klappenpatienten, hier äußert fast jeder zweite eine Frage auf der Anmeldungskarte.

Etwa 40% der Teilnehmer melden sich aufgrund der ausgelegten Einladungen in Arztpraxen, Apotheken sowie Krankenkassen fest an, der größere Teil (60%) kommt spontan ohne Anmeldung bzw. aufgrund der Zeitungsanzeigen, die am Wochenende vor dem Seminar auf der Familienseite der örtlichen Zeitung plaziert werden.

Diese Form der Information zur Hypertonie vertieft auch das Vertrauen zum Hausarzt. Um einem Konkurrenzdenken vorzubeugen, empfehlen wir, niedergelassene Ärzte als Referenten

in die Seminare einzubinden. Im Arzt-Patienten-Seminar lernen
Hausarzt, Patient bzw. fragende Familienangehörige, Empfehlungen und Maßnahmen zur Therapie der Hypertonie in der
Diskussion mit anderen Ärzten besser zu verstehen sowie eher
zu akzeptieren.

Angehörige und Nochgesunde aus der Bevölkerung werden zur
Vorbeugung von Herz- und Kreislauferkrankungen initiiert,
indem sie die in der Regel kostenfreien Angebote zur Cholesterinbestimmung bzw. Blutdruckmessung und/oder Ernährungsberatung der Krankenkassen während der Arzt-Patienten-
Seminare nutzen. Insbesondere stößt die Cholesterinbestimmung
mittels Trockenchemie auf reges Interesse bei Teilnehmern des
Seminars bzw. bei Interessierten aus der Bevölkerung, die
ausschließlich kommen, um die Gelegenheit zur Cholesterinbestimmung und/oder Blutdruckmessung wahrzunehmen. Aus
Kostengründen war bisher eine Evaluierung der Cholesterinbestimmung von Teilnehmern an Patienten-Seminaren auf
nationaler Basis nicht möglich. Pro Seminar werden in Bad
Oeynhausen z.B. bis zu 200 Cholesterinbestimmungen an einem
Vormittag von bis zu vier Untersuchern durchgeführt (Abb. 2).

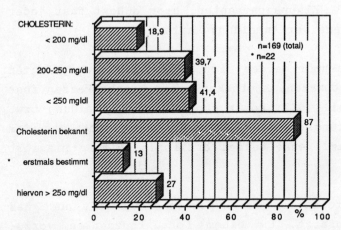

Abb. 2. Arzt-Patienten-Seminar: Hoher Blutdruck.
Cholesterin-Screening (Reflotron)

Eine Erhebung unter 169 Probanden zeigt, daß 87% ihren Cholesterinwert kennen, 13% lassen ihn erstmals bestimmen. 18,9% der ermittelten Cholesterin-Werte liegen im Bereich unter 200 mg, 39,7% liegen zwischen 200 - 250 mg und 41% über 250 mg i.S. Diese Daten weisen darauf hin, daß die motivierten Patienten, die zum APS kommen, in der Regel ihren Cholesterinwert kennen, aber nicht ausreichend behandelt sind. Von der kleinen Gruppe, die eine Erstbestimmung von Cholesterin durchführen läßt, liegen 27,3% im Bereich über 250 mg%. Etwa 5% der Teilnehmer nutzen die Gelegenheit des Arzt-Patienten-Seminars zur Blutdruckmessung, die aber unserer Meinung nach nicht unbedingt sinnvoll ist, da die Bedingungen einer Ruheblutdruckmessung in diesem Bereich nicht vorliegen, zudem wird sie von freiwilligen Mitarbeitern von Krankenkassen angeboten, die nicht ausreichend geschult sind.

Seminare zum Thema Notfallmaßnahmen und Wiederbelebung werden als Trainingskurs an der Puppe 1 für Angehörige und Patienten angeboten und angenommen. Gleichzeitig werden die Notfallmaßnahmen betr. selbständiger Medikation bei bekannter Koronarer Herzkrankheit bzw. Hypertonie besprochen.

Trotz der großen Anzahl der Seminare - die Herzstiftung blickt auf mehr als 100 Seminare zurück - gibt es nur wenige uns zugängliche Daten. Aus unseren kleinen Befragungen können wir sagen, daß die Seminare vorzugsweise Patienten in der zweiten Lebenshälfte und mehr Frauen als Männer ansprechen.

16% kommen auf Veranlassung des Hausarztes, im Seminar Hypertonie ist jeder 5. ein Wiederholungsteilnehmer wenn die Seminare - wie z.B. in Bad Oeynhausen - regelmäßig angeboten werden. 90% der Teilnehmer zum Thema Hypertonie kommen aus dem Lokalbereich von weniger als 50 km.

59% der Teilnehmer sind Frauen, 41% Männer; 61% kommen allein, die anderen mit Partner.

10% der Befragten waren jünger als 40 Jahre, 33% sind zwischen 40 und 60 Jahre alt, 52% der Teilnehmer sind älter als 60 Jahre.

Die Seminare sprechen insbesondere den Mittelstand der Bevölkerung an. So ergeben sich bezüglich der Schulbildung folgende Auskünfte: 44% der Teilnehmer haben einen Volksschulabschluß, je 21% besuchten die Realschule bzw. das Gymnasium, 6% haben einen Hochschulabschluß.

Da diese Seminare nur Information bzw. Motivation zur Verhaltensänderung hinsichtlich Ernährung, Körpergewicht, Medikamenten, Bewegung, Streßstrategie, Blutdruckselbstmessung und Notfallmaßnahmen geben können, sind eventuelle langfristige Verhaltensänderungen nicht meßbar. Ein abschließendes Urteil bezieht sich nur auf die Aussagen der Teilnehmer. 89% der Teilnehmer geben an, eine bessere Information bekommen zu haben. 29% der Teilnehmer geben an, daß sie durch die Diskussion einen besseren Umgang mit ihrem blutdrucksenkenden Medikament erlernt haben. 13% der Teilnehmer haben durch die Diskussion mehr Vertrauen zum Hausarzt gewonnen.

Unsere Erhebungen legen auch Wert auf die Meinung der Teilnehmer. Neben wenigen kritischen Stimmen (z.B. Ärzte sollten verständlicher reden, Lautsprecher verwenden, die Veranstalter sollten die Seminare zeitversetzt anbieten, um den Teilnehmern die Möglichkeit zu geben, mehrere Seminare zu besuchen) gibt es viele positive Anmerkungen der Teilnehmer (z.B. diese Veranstaltungen sollten auch in anderen Orten Allgemeingut werden oder wie sich eine 54jährige Gemeindeschwester ausdrückt "Es war ein Gewinn").

Diese Aussage allein ist Anlaß, weitere Seminare im gesamten Bundesgebiet anzubieten. Denn wenn nur 10% der Hypertoniker eine günstigere Blutdruckeinstellung durch eine bessere Compliance erreichen würden, hätten wir viel erreicht. Unserer Meinung nach hat der Hausarzt in Zusammenarbeit mit dem Patienten und seiner Familie dazu die Schlüsselfunktion.

Zusammenfassung

Die Arzt-Patienten-Seminare bieten Zugang für Jedermann, sie werden bevorzugt von der Mittelklasse mittleren Alters besucht. Die Arzt-Patienten-Seminare sind Teil der kommunalen Prävention, die von der lokalen Ärzteschaft getragen und durchgeführt wird. Diese kommunale Prävention scheint ein wichtiger Baustein bei der sinnvollen Verbesserung der Betreuung der Herz-Kreislaufpatienten in Deutschland zu werden.

Besseres Wissen führt zu verbesserter Compliance. Das Ziel der Hochdruckliga ist, durch diese Arzt-Patienten-Seminare das Wissen um das Phänomen "Zeitbombe Hochdruck" in der Bevölkerung bekannt zu machen, die Compliance und die Zusammenarbeit mit dem Hausarzt der betroffenen Hochdruckpatienten sinnvoll zu verbessern und damit die "Zeitbombe Hochdruck" zu entschärfen. Sie führt auch im Bewußtsein der Öffentlichkeit zu einem verbesserten Bewußtsein von Hochdruck als Risikofaktor, zur Verbreitung der Materialien der Hochdruckliga und zur Unterstützung der auf diesem Gebiet tätigen Ärzte.

Hören-Sehen-Reden-Verstehen-Tun sind die einzelnen Schritte hierzu. Die Hochdruckpatienten können sich bei den Arzt-Patienten-Seminaren informieren, um anschließend wissend mitverantwortlich ihr Lebensschicksal Hochdruck zu bewältigen. Sie werden motiviert, Anschlußkurse zu besuchen [6, 7].

Die Deutsche Herzstiftung e.V. und die Deutsche Liga zur Bekämpfung des hohen Blutdruckes e.V. haben vereinbart, in Zukunft gemeinsame Arzt-Patienten-Seminare anzubieten. Die schon abgelaufenen Seminare in Düsseldorf und Dortmund sind hier Wegbereiter für die Zukunft.

Literatur

[1] Deutsche Liga zur Bekämpfung des hohen Blutdruckes e.V., Berliner Str. 46, 6900 Heidelberg

[2] DHP-Forum, Deutsche Herz-Kreislauf-Präventionsstudie, Berichte/ Mitteilungen 2/1988

[3] Epstein FH (1984) Koronare Herzkrankheiten - Epidemiologie. Kardiol 73 (suppl 2):135-142

[4] Gleichmann S, Klaus D (1987) Arzt-Patientenseminare - ein Erfahrungsbericht. Hochdruck 4:27-30

[5] Gleichmann S, Remiorz A: Study in progress on life-style and coronary heart disease. Unpublished Data

[6] Gleichmann S, Gleichmann U, Mannebach H, Muzra G, Sassen G, Werse W (1983) Gesundheitsforum. Ein Programm zur Prävention von Herz-Kreislauf-Krankheiten im Rahmen der Erwachsenenbildung. Dtsch med Wschr 108:1604-1607

[7] Gleichmann U, Philippi HH, Gleichmann S, Laun R, Mellwig KP, Frohnapfel F, Liebermann A (1989) Group exercise improves patient compliance in mild moderate hypertension. J Hypertension 7 (suppl 3):77-80

[8] Keil U, Döring A, Stieber J (1983) Community studies in the F.R. Germany. In: Mild hypertension - recent advances. Gross F, Strasser T (eds) Raven Press, New York, pp 63-83

[9] Klaus D, Gleichmann S (1988) Leitfaden für Arzt-Patienten-Seminare. German Hypertension League, Heidelberg

[10] Nationales Blutdruckprogramm, Berliner Str. 46, 6900 Heidelberg, Patientenseminare (1986)

Ambulante Hochdruckgruppen

F. Frohnapfel, A. Liebermann, S. Ernst, K. P. Mellwig, J. Volmar,
S. Gleichmann und U. Gleichmann

Einleitung

Sport genießt in der Bevölkerung hohe Akzeptanz. Zudem ist
bekannt, daß regelmäßiges Ausdauertraining offensichtlich
durch Erhöhung des Vagotonus und möglicherweise durch Senkung
des peripheren Widerstandes eine eigenständige blutdrucksenkende Wirkung entfaltet. Aus diesem Grunde bot sich die
Gruppentherapie in Form der ambulanten Hochdruckgruppen an,
im Rahmen der sekundären Prävention neben der Blutdrucksenkung zusätzlichen Einfluß auf die kardiovaskulären Risikofaktoren zu nehmen. Das erklärte Ziel der im Jahre 1985
initiierten ambulanten Hochdruckgruppen ist es dann auch, den
Patienten durch den Sport zu zusätzlichen Begleitmaßnahmen
wie Modifizierung der Lebensgewohnheiten, Änderung des Eßver-
haltens sowie bei schon eingeleiteter medikamentöser Therapie
zur optimalen Compliance zu motivieren.

Organisation

Träger und Koordinator der ambulanten Hochdruckgruppe in Bad
Oeynhausen ist die Volkshochschule. Vorstellbar sind allerdings auch Sportvereine oder der Kneippverein. Die Finanzierung erfolgt in Bad Oeynhausen zu 2/3 über die RVO-Kassen
und Ersatzkassen. 1/3 wird von den Teilnehmern selbst getragen. Die Teilnahme an unseren Hochdruckgruppen setzt die
Zustimmung und Überweisung des Hausarztes voraus. Die Dauer
der Kurse orientiert sich an den von der Volkshochschule Bad
Oeynhausen vorgegebenen Semesterzeiten und umfaßt jeweils 20
Doppelstunden einmal pro Woche für 90 Minuten. Das Gesamt-

programm erstreckt sich über 2 Semester. Betreut werden die Gruppen durch speziell für Herz-Kreislaufkranke ausgebildete Gymnastiklehrer oder Sportlehrer. Ausreichend erscheint der Erwerb einer Befähigung für die Betreuung von Koronargruppen, der sog. F-Schein. Die medizinische Überwachung wird durch Sportmediziner oder durch Ärzte, die Erfahrung in Koronarsportgruppen gesammelt haben, gewährleistet. Nach 2 Semestern in der Übungsgruppe wird die weitere Gruppenarbeit lediglich unter Mitwirkung der Gymnastiklehrer in einer sog. Trainingsgruppe angeboten. Die Kosten sollten in den Trainingsgruppen von den Teilnehmern getragen werden.

Indikationen

Die Indikationen entsprechen den Empfehlungen der Hochdruckliga. Wir halten alle Hypertoniker mit Grenzwerthypertonie, Patienten mit milder arterieller Hypertonie mit und ohne Medikation, insbesondere die jugendlichen Hypertoniker mit vorzugsweise Erhöhung der systolischen Blutdruckwerte ohne bestehende Organschäden für geeignet. Daneben kommen Patienten mit mittelschwerer arterieller Hypertonie ohne nachweisbare schwerwiegende kardiale Folgeschäden für die Teilnahme an den Gruppenabenden in Betracht. Auch in der **Kontraindikation** schließen wir uns den Empfehlungen der Hochdruckliga an. So sollten Patienten mit unkontrollierter Hypertonie mit Ruhewerten über 200 mmHg systolisch und 120 mmHg diastolisch sowie Patienten mit links- und rechtsventrikulärer Herzinsuffizienz in Ruhe oder unter Belastung sowie Patienten mit bedeutsamer koronarer Herzkrankheit oder Patienten mit hämodynamisch bedeutsamen oder malignen Herzrhythmusstörungen sowie Patienten mit höhergradigen Vitien und bekanntem Aortenaneurysma nicht an den Gruppenabenden teilnehmen.

Eingangs- und Kontrolluntersuchung

Vor Aufnahme sollten sich die Patienten einer allgemeinen
ärztlichen Untersuchung unterziehen, um auch nichtkardio-
vaskuläre Kontraindikationen für die Teilnahme festzustellen;
dies betrifft insbesondere Erkrankungen des Stütz- und Bewe-
gungsapparates. Eingeschlossen in das Untersuchungsprogramm
ist ein Ruhe-EKG sowie eine ergometrische Belastung zur
Feststellung der allgemeinen körperlichen Leistungsfähigkeit.
In Abhängigkeit der Ergebnisse wird dann der Belastungsgrad
im Ausdauertraining individuell festgelegt, der in der Regel
bei 75% der maximalen Belastung liegt. Eine echokardio-
graphische Untersuchung dient der Beurteilung der links-
ventrikulären Funktion einschließlich des Hypertrophiegrades.
An Laboruntersuchungen führen wir die Bestimmung des Serum-
Kreatinins, des Serum-Kaliums, der Triglyzeride und des
Serumcholesterins einschließlich der HDL- und LDL-Fraktion
durch. Die Anfertigung einer Röntgen-Thorax-Aufnahme komplet-
tiert das Untersuchungsprogramm. Nach Ablauf eines 1/2 Jahres
wird durch eine Kontrollergometrie, Kontrolle der Labor-
parameter und Kontrolle der Echokardiographie Bilanz gezogen.
Die Parameter werden in einem Verlaufsbogen dokumentiert und
ausgewertet.

Praktische Durchführung

Die Programmgestaltung verläuft in mehreren Schritten. Fester
Bestandteil zu Beginn ist ein 20minütiges Ausdauertraining
auf dem Fahrradergometer mit dosierter Belastung nach einer
5minütigen Aufwärmphase. Wir glauben, daß sich alternativ
eine Laufschule in Form von schnellem Gehen oder Jogging,
Skilanglauf und auch Wander-Rudern anbietet. Vor und während
der ergometrischen Belastung wird das Blutdruckverhalten
kontrolliert und protokolliert. Wir erhalten durch das

Ergometertraining am Anfang der Gruppenabende einen Eindruck
vom aktuellen Leistungsstand und von der Blutdruckregulation
der Patienten. Außerdem bietet dieses Ausdauertraining eine
optimale Aufwärmung der Muskulatur, um im anschließenden
Gymnastikteil vor Verletzungen geschützt zu sein. Dieser
Gymnastikteil dient der Verbesserung der Koordination und
Flexibilität. Einbezogen werden Kräftigungsübungen unter
Vermeidung von Preßatmung sowie zu starker isometrischer
Belastung. Im 3. Abschnitt werden Spiele verschiedenster Art
mit und ohne Gerät durchgeführt. Zwischen den einzelnen
Abschnitten kontrollieren die Patienten, sobald sie die
Methode der Blutdruckselbstmessung beherrschen, ihren Blut-
druck und Puls selbst und protokollieren die Meßwerte. Fester
Bestandteil eines jeden Gruppenabends ist eine Entspan-
nungsübung, wobei vorwiegend die progressive Muskelentspannung nach Jacobson eingesetzt wird. Die Dauer beträgt ca.
15 Minuten.

Edukation

Primäres Ziel ist es, daß jeder Teilnehmer die Blutdruck- und
Pulsfrequenzselbstmessung erlernt. Alle Probleme, die mit der
Blutdruckerkrankung in Zusammenhang stehen, werden erörtert
und Lösungswege aufgezeigt. Als Unterrichtsmaterialien dienen
die Broschüren und Anleitungen der Deutschen Liga zur Bekämpfung des hohen Blutdruckes sowie das präventivmedizinische
Programm "Gesundheitsforum". Alle Probleme, die mit der
arteriellen Hypertonie in Zusammenhang stehen, werden
erörtert. Insbesondere nimmt eine intensive diätetische Beratung einen breiten Raum ein. Anhand von erstellten Eßjour-
nalen werden Diätfehler in Einzelgesprächen mit den Teilnehmern diskutiert. Die Auswertung der Eßjournale konzentriert
sich auf die Bestimmung der Gesamtkalorien, die Aufnahme der
Kohlehydrate und Fette, insbesondere die des Gesamtcho-

lesterins, der mehrfach ungesättigten Fettsäuren sowie Koch-
salz- und Alkoholkonsum.

In vereinfachter Form wird über die Wirkungsweise der
gebräuchlichen Antihypertensiva und deren Nebenwirkungen
berichtet. Zusätzlich halten wir die Teilnehmer an, außerhalb
der Gruppenabende wenigstens zweimal pro Woche freiwillig
körperlich aktiv zu sein. Als alternative Sportarten empfehlen wir schnelles Gehen, Langlauf, Jogging, Radfahren,
Schwimmen, Bergwandern, Skilanglauf oder Heimtrainer fahren.
Die Belastungsdauer sollte ca. 30 - 45 Minuten betragen. Den
jüngeren Patienten empfehlen wir Mannschaftssportarten.

Ergebnisse

Berichten möchten wir über 43 Teilnehmer, 25 weibliche und 18
männliche im Alter von 37 - 77 Jahren mit einem Durch-
schnittsalter von 57 Jahren. Die Aufnahme der Daten erstreckt
sich über einen Zeitraum von 30 Monaten. Die Ergebnisse sind
in Tabelle 1 dargestellt.

Die Ruhe-Blutdruckwerte nahmen systolisch und diastolisch
signifikant ab, im Mittel systolisch um 7% und diastolisch um
6%. Die Blutdruckwerte unter maximaler körperlicher Belastung
zeigten dagegen keinen signifikanten Abfall. Unter maximaler
Ergometerbelastung zeigte sich ein Frequenzabfall um ca.
2,3%, der statistisch nicht signifikant ist. Eine signifikante Zunahme der maximalen ergometrischen Belastbarkeit war
von 126 Watt auf 140 Watt zu verzeichnen.

Eine signifikante Abnahme des Körpergewichts konnte nicht
erreicht werden.

Meßgröße	Start	Kontrolle (12 Monate)	Differenz (%)	p
Ruheblutdruck (mmHg)				
systolisch	151±18	141±12	-7	p<0,01
diastolisch	91±8	86±7	-6	p<0,01
Maximaler Belastungs-blutdruck (mmHg) bei Ergometrie				
systolisch	200±29	196±29	-2	n.s.
Maximale Herzfrequenz bei Ergometrie	131±22	128±23	-2,3	n.s.
Max. Wattleistung bei Ergometrie	126±35	140±33	+11	p<0,001
Cholesterin (mg/dl)	228±38	215±36	-6	p<0,01
HDL (mg/dl)	51±3	49±16	-3,9	n.s.
Gewicht (kg)	77±11	76±10	-1	n.s

Tabelle 1.

Das Augenmerk möchte ich auf die Entwicklung des Gesamtcholesterins lenken. Es fand sich in den ersten 6 Monaten
eine signifikante Abnahme des Gesamtcholesterins um ca. 6%,
während sich in den weiteren Monaten keine Änderung der
Cholesterinwerte einstellte. Schaut man sich die relative
Änderung des Cholesterins in den ersten 6 Monaten in
Abhängigkeit vom Cholesterin bei Eintritt in die
Hochdruckgruppe an, so kann man erkennen, daß diejenigen mit
deutlich erhöhtem Cholesterin, d.h. über 220 mg/dl, deutlich
das Cholesterin senkten (Abb. 1).

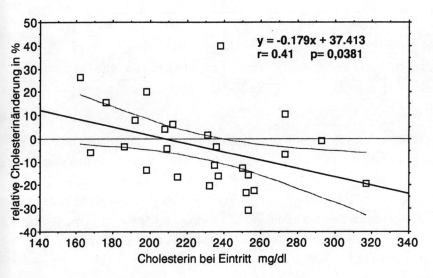

Abb.1. Relative Änderung des Cholesterins in den ersten 6
Monaten in Abhängigkeit vom Eintritts-Cholesterin

Diejenigen Patienten, die normale Cholesterinwerte hatten,
zeigten eher eine Verschlechterung ihrer Cholesterinspiegel
nach Ablauf von 6 Monaten. Bei Darstellung der Perzentilen
der relativen Cholesterinänderung in den ersten 6 Monaten
bleibt jedoch festzuhalten, daß 60% der Teilnehmer eine
Cholesterinsenkung herbeiführen konnten (Abb. 2).

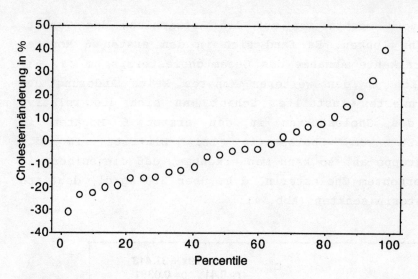

Abb. 2. Percentilen Darstellung der relativen Cholesterinänderung in den ersten 6 Monaten

Bezüglich der medikamentösen Therapie ist zu bemerken, daß
nach 12 Monaten bei 17 der 43 Patienten keine Änderung der
medikamentösen Therapie notwendig war (Tabelle 2). Eine
Optimierung oder Änderung wurde bei 12 Medikationen
vorgenommen. Eine Reduktion der initialen Medikation konnte
bei 10, ein Absetzen der medikamentösen Therapie bei 4
Patienten erreicht werden.

Nennenswerte Komplikationen wie Herzrhythmusstörungen, Herz-
infarkt oder Blutdruckkrisen o.ä. traten nicht auf.

Art der Medikation	Anzahl
Erstmalige Therapie	1
Optimierung (Änderung)	12
Änderung mit Reduktion	10
Keine Änderung	16
Beendigung der Therapie	4

Tabelle 2. Ambulante Hochdruckgruppe, Medikamentöse Therapie (n = 43). Herzzentrum NRW, Kardiologische Klinik

Zusammenfassung

Wir glauben, daß unsere Ergebnisse zeigen, daß auch ältere Patienten mit leicht- bis mittelgradig ausgeprägter arterieller Hypertonie ohne Zielorganschäden ohne wesentliche Komplikationen regelmäßig körperlich belastet werden können. Hierdurch kommt es zu einer leicht verbesserten Belastungstoleranz, insbesondere zu einer besseren Blutdruckkontrolle. Darüber hinaus kann gesagt werden, daß die Gruppenteilnahme ein hohes Maß an Motivation zur besseren Blutdruckselbstkontrolle erbringt. Bei einem Teil der Patienten gelingt eine Reduktion oder gar eine Beendigung der medikamentösen Therapie, möglicherweise durch Ausschöpfung nichtpharmakologischer Maßnahmen.

Es ist sehr schwer, den antihypertensiven Effekt des regelmäßigen körperlichen Trainings allein ohne die Berücksichtigung anderer, nichtpharmakologischer Maßnahmen abzuschätzen. Untersuchungen an jüngeren Patienten und Literaturhinweise zeigen, daß körperliches Training zu einer Blutdruckabnahme führen kann, wenn mindestens dreimal wöchentlich trainiert wird. Dabei sollte 70% der maximalen Belastbarkeit erreicht werden. Der Sport dient bei den ambulanten Hochdruckgruppen als sinnvolles Vehikel, einerseits eine bessere Medikamentencompliance zu erreichen, andererseits Einfluß auf die anderen kardiovaskulären Risikofaktoren zu nehmen. Die vorgestellten Daten hinsichtlich des Cholesterins zeigen, daß intensive Anstrengungen gerade auf dem edukativen Sektor auch bei Patienten mit normalem oder leicht erhöhtem Cholesterin notwendig sind. Dies trifft ebenfalls für das Ziel zu, Übergewicht abzubauen. Abschließend hinweisen möchte ich bei unserem älteren Patientengut darauf, daß regelmäßiges körperliches Training nicht nur der Prävention kardiovaskulärer Erkrankungen dienen kann, sondern darüber hinaus auch das respiratorische System und die Skelettmuskulatur günstig beeinflußt sowie der Osteoporosebildung im Alter vorbeugt. Ein zusätzlicher und nicht zu unterschätzender Effekt ist, daß von den Teilnehmern ein allgemein besseres Wohlbefinden und eine bessere Lebensqualität in einer Befragung angegeben wird.

Weiterführende Literatur

Basler HD (1987) Hypertonie im Gespräch. Ergebnisse eines bundesweiten Einsatzes des Gruppenprogramms für adipöse essentielle Hypertoniker. Münch med Wschr 129:703

Berg A, Lehmann M, Keul J (1987) Körperliche Aktivität bei Gesunden und Koronarkranken. Thieme, Stuttgart New York

Björntorp P (1987) Effects of physical training on blood pressure in hypertension. Europ Heart J 8 (suppl B):71

Bock KD, Anlauf M, Weber F (1987) Milde Hypertonie: Was haben die großen Interventionsstudien gebracht? Lebensversicherungsmedizin 5:151

Fagard R (1985) Habitual physical activity, training and blood pressure in normotension and hypertension. Int. J. Sports Med. 6:57

Franz IW (1987) Sportliche Aktivität. Beitrag eines regelmäßigen körperlichen Trainings zur nicht-medikamentösen Hochdruckbehandlung. Münch med Wschr 129:888

Gleichmann U, Brauns N, Mannebach H, Bogunovic N, Seggewiß H (1986) Hypertensive Herzkrankheit bei milder Hypertonie ? Korrelation klinischer und hämodynamischer Befunde. Münch med Wschr 128:844

Gleichmann U, Mannebach H, Halhuber C (1983) Die aktuelle Situation in den ambulanten Koronargruppen in der Bundesrepublik Deutschland. Ergebnisse einer bundesweiten Umfrage. Z Kardiol 72:418

Gleichmann S, Gleichmann U, Mannebach H, Murza G, Sassen G, Werse W (1983) Gesundheitsforum. Ein Programm zur Prävention von Herz-Kreislaufkrankheiten im Rahmen der Erwachsenenbildung. Dtsch med Wschr 108:1604

Gleichmann U, Philippi H, Gleichmann S, Laun R, Mannebach H, Mellwig KP, Frohnapfel F, Liebermann A (1989) Erfahrungen mit ambulanten, sportorientierten Hochdruckgruppen zur optimierten Langzeitkontrolle der arteriellen Hypertonie. Dtsch med Wschr 114:815

Halhuber C (1980) Rehabilitation in ambulanten Koronargruppen - ein humanökologischer Ansatz. Springer, Berlin Heidelberg New York

Horan MM, Rocella EJ (1987) Nonpharmacologic treatment of hypertension: does it work? Europ Heart J 8 (suppl B):77

Hypertension Detection and Follow-up Program Cooperative Group (1988) Persistence of reduction in blood pressure and mortality of participants in the hypertension detection and follow-up program. J Amer med Ass 159:2113

Jacobson E (1968) Progressive Relaxation. University of Chicago Press, Chicago London

Kannel WB (1987) Status of risk factors and their consideration in antihypertensive therapy. Amer J Cardiol 59:80A

Ketelhut R, Behr U, Franz IW (1987) Zur Wirkung eines 18monatigen regelmäßigen Ausdauertrainings auf das Blutdruckverhalten bei Hochdruckkranken in Ruhe und bei Belastung. In: Rieckert H (Hrsg) Sportmedizin-Kursbestimmung. Springer, Berlin Heidelberg New York, pp 418 ff

Keul J, Lehmann M, Dickhuth HH (1989) Hypertonie, Herz und körperliche Aktivität (Sport). Z Kardiol 78 (suppl)

Lehmann M, Dickhuth HH, Dürr H, Keul J (1989) Regression der hypertonie-bedingten konzentrischen Herzhypertrophie unter medikamentöser Therapie bei Sportlern. Dtsch Z Sportmed 40: 177

Lehmann M, Keul J (1984) Häufigkeit der Hypertonie bei 810 männlichen Sportlern. Z Kardiol 73:137

Lund-Johansen P (1987) Exercise and antihypertensive therapy. Amer J Cardiol 59:98A

Martin JE, Dubbert PM (1987) The role of exercise in preventing and moderating blood pressure elevation. In: Blaufox MD, Langford HG (eds) Non phamacologic therapy of hypertension. Karger, Basel, pp 120 ff

Medical Research Council Party (1985) MRC trial of treatment of mild hypertension. Principal results. Brit med J 291:97

Paffenberger RS, Wing AL, Hyde RT, Jung DL (1983) Physical activity and incidence of hypertension in college Alumni. Am J Epidemiol 117:245

Philippi H, Gleichmann S, Laun R, Mellwig KP (1987) Wirksamkeit von Allgeinmaβnahmen bei Hypertonie. Erfahrungen mit einer ambulanten Hochdruckgruppe (Autoreferat). Hochdruck 7:46

Rost R, Hollman W, Liesen H (1976) Körperliches Training mit Hochdruckpatienten, Ziele und Probleme. Herz/Kreislauf 8:680

Samuelson OG, Wilhelmsen LW, Andersen OK, Pennert KM, Berglund GL (1987) Cardiovascular morbidity in relation to change in blood pressure and serum cholesterol levels in treated hypertension. Results from the primary prevention trial in Göteborg, Sweden. J Amer med Ass 258:1768

Sannerstedt R (1987) Hypertension. In: Skinner JS (ed) Exercise testing and exercise prescription for special cases. 14:225

Stamler J, Farinaro E, Mojonnier LM, Hall Y, Moss D, Stamler R (1980) Prevention and control of hypertension by nutritional-hygenic means. Long-term experience of the Chicago Coronary Prevention Evaluation Program. J Amer med Ass 243: 1819

Zerzawy R (1987) Hämodynamische Reaktion unter verschiedenen Belastungsformen. In: Rost R, Webering F (Hrsg) Kardiologie im Sport. Deutscher Ärzte Verlag, Köln, pp 29 ff

Senkung des Blutdrucks bei Hypertonikern durch einen halbjährigen Sport-Gesundheitskurs

F. Boldt und *V. Feldt*

Der Bluthochdruck ist ein anerkannter Risikofaktor für kardiovaskuläre Erkrankungen, weshalb eine frühzeitige konsequente Behandlung empfohlen wird.

Seit längerem ist bekannt, daß durch ein geeignetes körperliches Training erhöhter Blutdruck gesenkt werden kann. Dieses therapeutische Konzept wird jedoch noch viel zu wenig genutzt. Der ärztliche Ratschlag, mehr Sport zu treiben, ist von den meisten Patienten nicht umsetzbar, weil sie eine konkrete Anleitung benötigen. In Berlin steht mit dem Sport-Gesundheitspark Berlin e.V. eine Einrichtung zur Verfügung, in der unter ärztlicher Kontrolle und fachlicher Anleitung durch qualifizierte Übungsleiter halbjährige Gruppen-Trainingsprogramme in Verbindung mit anderen verhaltens-ändernden Maßnahmen auch zur Behandlung der Hypertonie angeboten werden.

Voraussetzung zur Teilnahme

Voraussetzung zur Teilnahme ist eine vorherige körperliche Untersuchung (Ganzkörperstatus) einschließlich einer Ergome-trie mit EKG. Diese Untersuchung erfolgt durch einen Arzt des Sport-Gesundheitsparks unter Einbeziehung von Befunden des Hausarztes. Die Ergometrie wird als symptomlimitierender fußkurbelergometrischer Stufentest (25 Watt/2 min) durchge-führt. Vor der Ergometrie, am Ende jeder Belastungsstufe und bis zur 5. Erholungsminute wird der Blutdruck indirekt gemessen.

Auf der Grundlage dieser Untersuchungen wird die individuelle Belastbarkeit (Trainingsleistung in Watt, Trainingspuls) ermittelt (ca. 60 - 80% der Maximalleistung).

Als Kontraindikation zur Teilnahme gelten ein Ruhe-Blutdruck von mehr als 200/120 mmHg, Hinweise für eine Koronar- oder Myokardinsuffizienz, hämodynamisch bedeutsame Herzrhythmusstörungen, fortgeschrittene Gefäßkomplikationen (z.B. Aortenaneurysma)

Das Land Berlin und die Krankenkassen unterstützen finanziell die Kurse; die Teilnehmer leisten darüber hinaus einen eigenen finanziellen Beitrag (Kursgebühr).

Inhalt des Sport-Gesundheitskurses

Der Kurs erstreckt sich über 6 Monate (2 Quartale). Wöchentlich werden 2 Übungsstunden angeboten, die durch regelmäßige Gesprächsrunden und Informationsveranstaltungen zu gesundheitsbezogenen Themen (z.B. gesunde Ernährung, Streßbewältigung, Risikofaktoren) ergänzt werden.

Im Mittelpunkt des Übungsprogramms steht ein individuell dosiertes Ausdauertraining (schnelles Gehen, Laufen in Intervall- oder Dauerform, Ergometertraining). Darüber hinaus werden spezielle gymnastische Übungen zur Verbesserung der Beweglichkeit und zur Kräftigung (ohne Preßatmung) durchgeführt. Spiele ohne Wettkampfcharakter runden das Übungsprogramm ab. Besonders geachtet wird auf eine sorgfältige Erwärmungsphase und einen langsamen Stundenausklang.

Ergebnisse eines halbjährigen Kursprogramms

39 Patienten (31 Männer, 8 Frauen; mittleres Alter: 49 Jahre) nahmen 1988 an einem halbjährigen Sport-Gesundheitskurs teil. 31 Patienten erhielten eine blutdrucksenkende Medikation, auf die während des Kurses kein Einfluß genommen wurde.

Nach Abschluß des Kurses waren im Vergleich zur Eingangs- untersuchung sowohl Ruhe- als auch Belastungsblutdruck deut- lich niedriger. Der durchschnittliche Abfall betrug für den systolischen und den diastolischen Blutdruck ca. 9% (siehe Tabelle 1).

	Ruhe	100 Watt	5. Minute
HF vor	$72,59 \pm 12,48$	$115,67 \pm 17,99$	$90,03 \pm 14,39$
nach	$71,82 \pm 13,17$	$107,72 \pm 16,28$	$82,68 \pm 12,84$
P_S vor	$157,18 \pm 19,66$	$191,51 \pm 19,13$	$147,50 \pm 19,20$
nach	$142,31 \pm 13,77$	$175,49 \pm 22,64$	$139,34 \pm 13,76$
P_D vor	$98,72 \pm 10,74$	$99,87 \pm 10,79$	$92,61 \pm 12,34$
nach	$90,05 \pm 8,99$	$91,28 \pm 8,33$	$86,84 \pm 9,55$

Tabelle 1. Herzfrequenz (HF), systolischer Blutdruck (P_S), diastolischer Blutdruck (P_D) vor und nach Teilnahme an einem halbjährigen Sport-Gesundheitskurs in Ruhe, während ergome- trischer Leistung (100 Watt) und in der 5. Erholungsminute (n = 39) ($x \pm S$)

Dieser günstige Effekt war noch etwas deutlicher nachweisbar bei einer kleineren Gruppe von Patienten, die keine Medikation hatten (Tabelle 2).

	Ruhe	100 Watt	5. Minute
HF vor	75,00 ± 10,30	134,67 ± 16,23	100,17 ± 12,01
nach	76,00 ± 8,29	119,67 ± 13,56	86,67 ± 8,21
P_S vor	153,33 ± 10,80	194,17 ± 9,70	145,00 ± 23,02
nach	137,17 ± 11,50	173,33 ± 11,25	136,67 ± 18,89
P_D vor	93,50 ± 9,67	100,00 ± 6,32	90,83 ± 14,63
nach	85,83 ± 8,01	86,67 ± 4,08	83,33 ± 8,16

Tabelle 2. Herzfrequenz (HF), systolischer Blutdruck (P_S), diastolischer Blutdruck (P_D) vor und nach Teilnahme an einem halbjährigen Sport-Gesundheitskurs in Ruhe, bei ergometrischer Leistung (100 Watt) und in der 5. Erholungsminute bei medikamentös unbehandelten Patienten mit arterieller Hypertonie (n = 6) (x ± S)

Der Body-Maas-Index (26) änderte sich im Untersuchungszeitraum nicht.

Fazit

Die Teilnahme am Sport-Gesundheitskurs führte bei den meisten Patienten zu einer deutlichen gewichtsunabhängigen Verbesserung des Blutdruckverhaltens in Ruhe und unter Belastung. Bei einigen Patienten konnte daraufhin nach Rücksprache mit dem Hausarzt die antihypertensive Behandlung reduziert werden. Bei den bisher unbehandelten Patienten mit milder Hypertonie ist sogar eine Normalisierung des Blutdrucks erreicht worden, so daß auf eine medikamentöse Behandlung ganz verzichtet werden kann.

Die durch das Ausdauertraining erreichte Blutdrucksenkung verliert sich, wenn das Training nicht regelmäßig weitergeführt wird. Ein Ziel des Kurses ist, die Patienten zur langfristigen körperlichen Aktivität zu motivieren. Ob dies

gelungen ist, müssen Nachuntersuchungen zeigen, die geplant
sind.

Erfahrungsbericht eines niedergelassenen Arztes über Gruppenseminare

H.-M. Hüfler

Ziele der Patientenseminare

Die Deutsche Liga zur Bekämpfung des hohen Blutdruckes hat sich unter anderem zum Ziel gesetzt, die Früherkennung von Hochdruckpatienten zu verbessern, die Entdeckung und Behandlung speziell der milden Hypertonie zu fördern und die langfristige Behandlung und Überwachung von Hochdruckpatienten sicherzustellen.

Aus der Sicht des **niedergelassenen Arztes** ist diese Zielsetzung zu begrüßen, hinzu kommen für ihn die Verbesserung der Patientencompliance und die Vertiefung der Arzt-Patientenbeziehung als Gründe, derartige Seminare durchzuführen. Schließlich sind Patientenseminare in der Praxis eine Marketingmaßnahme, die bei der heutigen Konkurrenzsituation an Bedeutung gewinnt und dafür entschädigt, daß hier nach dem Stand der Gebührenordnung eine Gratisleistung erbracht wird.

Aus dieser Zielsetzung ergeben sich folgende Schwerpunkte für die Patientenseminare:
1) neuentdeckte Hochdruckpatienten einer Therapie zuzuführen
2) bei behandelten Patienten die Therapietreue zu erhalten und zu vertiefen
3) Kenntnisse über die Zusammenhänge von Lebensgewohnheiten/ Risikofaktoren und Hochdruck zu vermitteln
4) dadurch langfristig die Lebenserwartung und -qualität von Hochdruckpatienten zu erhöhen.

Zielgruppen

Um eine hohe Akzeptanz der Patientenseminare zu erreichen, muß das Thema der Veranstaltung auf die Vorstellungen und Erwartungen der jeweils zu definierenden Zielgruppe abgestimmt sein. Ein Patient, der sich nicht angesprochen fühlt, kann für die notwendige Behandlung verloren sein ! Diese Zielgruppen sind je nach Patientenklientel different, bei mir haben sich folgende Schwerpunkte ergeben:

1) bisher unbehandelte Hochdruckpatienten
2) unzureichend behandelte (oder ungenügend überwachte) Hochdruckpatienten
3) Patienten mit beeinflußbaren Risikofaktoren/Lebensgewohnheiten

Seminargestaltung

Nur ein gut geplantes und kompetent durchgeführtes Patientenseminar kann erfolgreich sein und dazu führen, daß die vermittelten Inhalte akzeptiert werden und die Betroffenen bereit sind, weitere Seminare zu besuchen.

Wenn auch die Seminargestaltung von jedem Arzt nach seinen Vorstellungen frei wählbar ist, möchte ich meine eigenen Erfahrungen zu folgenden Punkten erläutern, um interessierten Kollegen die Möglichkeit zu geben, von Anfang an erfolgreiche Veranstaltungen durchzuführen: Seminarthemen, Einladungsmodus, Seminarablauf, einige praktische Hinweise.

Seminarthemen

Aufgrund der anzusprechenden Zielgruppen biete ich vier Hochdruckseminare an:

Hochdruck als Risikofaktor

Hierzu wird die Gruppe der neu entdeckten Hypertoniker eingeladen. Besonderes Gewicht wird auf die Spätfolgen des Hochdrucks und die möglichen Begleiterkrankungen gelegt, um Verständnis für die Behandlungsnotwendigkeit zu wecken.

Blutdruckselbstmessung

Dieses Seminar wird allen Hochdruckpatienten angeboten, da es mein Ziel ist, durch die Blutdruckselbstkontrolle eine regelmäßige, häusliche Überprüfung der Behandlung sicherzustellen. Dazu biete ich den Patienten befristet kostenlose Leihgeräte an, um sie zum Kauf eines eigenen Gerätes zu veranlassen.

Hochdrucktherapie

Bei dieser Veranstaltung wird auf die Notwendigkeit der medikamentösen Therapie und deren Nebenwirkungen und Risiken eingegangen. Hiermit werden die Patienten angesprochen, die aus verschiedenen Gründen (z.B. Nebenwirkungen auf dem Beipackzettel, Veröffentlichungen in der Laienpresse, unter Behandlung normotensive Blutdruckwerte usw.) ihre Therapie reduziert oder abgebrochen haben.

Leben mit Hochdruck

Ein Seminartyp, der insbesondere den Intentionen der Liga entspricht: Es wird auf die Zusammenhänge von Lebensgewohnheiten und Hochdruck, begleitende Risikofaktoren, Diätmöglichkeiten eingegangen. Angesprochen werden alle Hochdruckpatienten, die ihre Bereitschaft zur Behandlung und Mitarbeit signalisiert haben.

Einladungsmodus

Um Patienten auf die Veranstaltungen in der Praxis hinzuweisen, gibt es drei Möglichkeiten:

Persönliche Einladung

Die persönliche Einladung stößt auf große Akzeptanz, da der Patient vom Arzt erfährt, daß seine speziellen Probleme in einem Seminar behandelt werden. Liegt zwischen dieser Einladung und dem Seminartermin ein längerer Zeitraum, empfiehlt sich die zusätzliche schriftliche Einladung.

Schriftliche Einladung

Neben der Erinnerungsfunktion an die persönliche Einladung bietet sich die schriftliche Einladung insbesondere für ältere Patienten an; für diese Patientengruppe bedeutet eine schriftliche Einladung nahezu eine Verpflichtung zur Teilnahme.

Praxisaushang

Von diesem Weg ist aus meiner Sicht abzuraten; wenn auch ein derartiger Aushang einen gewissen Marketingeffekt auf alle Patienten der Praxis hat, geht dabei die differenzierte, zielgruppenorientierte Teilnehmerauswahl verloren.

Seminarablauf

Insbesondere bei diesem Punkt sind der Gestaltungsvielfalt und der Phantasie des Veranstalters keine Grenzen gesetzt. Zudem gibt es zahlreiche Hilfen, von denen ich speziell den Leitfaden der Liga "Bluthochdruck und kardiovaskuläre Risikofaktoren" erwähnen möchte. Als Hilfe für diejenigen, die zum erstenmal ein Patientenseminar gestalten, möchte ich als Leitfaden den Programmablauf skizzieren, der sich bei mir bewährt hat:

Audiovisuelles Programm

Das Programm beginnt mit der Vorführung einer Videokassette von etwa 20 Minuten Dauer; diese Kassetten werden von der pharmazeutischen Industrie kostenlos und neuerdings auch von privaten Anbietern gegen Gebühr zur Verfügung gestellt. Selbstverständlich sollte der Inhalt des Films dem Veranstalter bekannt sein; es empfiehlt sich zudem, die Funktionsfähigkeit der Kassette vorab zu prüfen.

"Life-Show"

Zur Belebung der Veranstaltung wird dieser Programmpunkt entweder vom Praxispersonal (z.B. Vorführung verschiedener Blutdruckmeßverfahren mit Hinweisen auf die Vor- und Nachteile, Demonstration von Anti-Streß-Programmen mit Einbeziehung der Teilnehmer usw.) oder von eingeladenen Gästen (z.B. Diätassistentin, Krankengymnast einer Koronargruppe, Sportlehrer in der Seniorenbetreuung usw.) bestritten.

Arztvortrag

Ein eigener Vortrag von 15 bis 20 Minuten Dauer ist unabdingbar, einerseits um die Wichtigkeit der Thematik zu unterstreichen, andererseits um als kompetenter Partner die Arzt-Patientenbeziehung zu vertiefen.

Patientendiskussion

Am Ende der Veranstaltung steht die Diskussion als wichtigster Punkt des Seminars. Da hier neben allgemeininteressierenden Fragen auch ganz persönliche Probleme und teilweise paramedizinische Behandlungsverfahren angesprochen werden, sollte genügend Zeit zur Verfügung stehen.

Praktische Hinweise

Der Erfolg eines Patientenseminares hängt neben der Ziel-
gruppenauswahl und der Programmgestaltung ganz wesentlich
auch von äußeren Faktoren ab, auf die ich kurz hinweisen
möchte.

Teilnehmerzahl

Die Teilnehmerzahl muß sich primär nach den räumlichen
Gegebenheiten richten (Sitzplätze, Sichtmöglichkeiten). Entgegen der Empfehlung der Liga, zehn Teilnehmer einzuladen,
habe ich die besten Erfahrungen mit einer Gruppengröße von
etwa 25 Patienten gemacht; zum einen ist hier eine lebhafte
Diskussion gesichert, zum anderen erscheint mir der Aufwand
für eine derartige Seminargröße eher gerechtfertigt.

Veranstaltungszeit

Es empfiehlt sich, die Patientenseminare in den Wintermonaten
zu veranstalten, um eine ausreichende Teilnehmerzahl sicherzustellen.

Veranstaltungsdauer

Der oben geschilderte Programmablauf bedingt eine Veran-
staltungsdauer von mindestens zwei Stunden. Da bei lebhafter
Diskussion diese Zeit deutlich überschritten werden kann,
sollte die Terminplanung darauf abgestimmt sein.

Atmosphäre

Auch wenn ich hier keine ungeteilte Zustimmung erwarte, hat
der Versuch, die Patientenseminare in einer quasi privaten
Atmosphäre stattfinden zu lassen, das Patienteninteresse an
den Veranstaltungen deutlich gesteigert. Die dafür erforderlichen Maßnahmen sind einfach und problemlos zu realisieren,
wie z.B. Termin außerhalb der Sprechzeiten, private Kleidung

von Helferinnen und Arzt, Wahl der Beleuchtung, kleiner Imbiß
usw.

Zusammenfassung

Patientenseminare sollten in der Praxis mit zielgruppenorien-
tierter Thematik angeboten werden.

Gute Planung und kompetente Durchführung dieser Veranstaltungen garantieren eine erfolgreiche Mitarbeit der
Patienten.

Auf diese Weise sind Patientenseminare eine wirksame Maßnahme
zur Erhöhung der Patientencompliance und zur Sicherstellung
eines dauerhaften Behandlungserfolges bei Hypertoniepatienten.

Für den niedergelassenen Arzt erhöht sich die Attraktivität
der Praxis; das Arzt-Patientenverhältnis wird verbessert, die
Patientenbindung an die Praxis wird verstärkt.

Ambulantes Behandlungs- und Schulungsprogramm für Patienten mit Hypertonie[1]

M. Berger, U. Didjurgeit, V. Jörgens, I. Mühlhauser, P. Sawicki und V. Scholz

Wie Diabetes ist Hypertonie eine chronische Krankheit, die meist ein Leben lang besteht und deren erfolgreiche Behandlung entscheidend von der Mitarbeit des Patienten abhängt. Ähnlich wie erhöhte Blutzuckerwerte machen erhöhte Blutdruckwerte häufig keine Beschwerden, hingegen ist die Behandlung der Hypertonie oft mit einer Beeinträchtigung der Lebensqualität verbunden, sei es durch die notwendige Änderung der Ernährungsgewohnheiten oder durch die Behandlung mit Medikamenten.

Wozu ein Hypertonie-Behandlungs- und Schulungsprogramm ?

Wie gut oder schlecht Patienten mit Hypertonie behandelt sind, hängt vorerst von der Compliance der Ärzte zu den notwendigen diagnostischen und therapeutischen Maßnahmen ab.

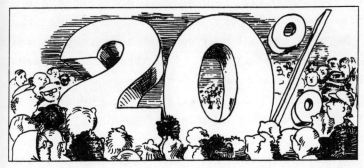

Jeder fünfte Bundesbürger hat Bluthochdruck

[1] Dieser Beitrag wurde bereits veröffentlicht im DIABETES JOURNAL, Band Schulungsprofi, Kirchheim-Verlag Mainz 1989, S. 14-24

Nicht allzu selten wird von den Ärzten der Blutdruck gar nicht gemessen oder eine diagnostizierte Hypertonie wird nicht behandelt. Andererseits wird eine empfohlene Behandlung oft nicht durchgeführt. Folgende Patienten-Charakteristika sind mit einer schlechten Mitarbeit assoziiert: junges Alter, männliches Geschlecht, niedriger Sozialstatus, niedriger Informationsgrad über Hypertonie, Angst vor Medikamenten-nebenwirkungen, Verschlechterung des Wohlbefindens während einer antihypertensiven Therapie und eine schlechte Beziehung zwischen Patient und Arzt. Hingegen verbessern Informationsgespräche in Kombination mit der Blutdruckselbstmessung langfristig den Therapieerfolg. Für Patienten mit Diabetes kann die Durchführung einer antihypertensiven Therapie noch zusätzlich erschwert sein, da sie nun nicht nur ihren Diabetes, sondern noch eine zweite chronische Krankheit behandeln sollen. Außerdem kann es sein, daß gerade Diabetiker, die schon an Spätkomplikationen leiden, blut-drucksenkende Medikamente schlechter vertragen als andere Personen.

In den letzen Jahren wurde eindeutig belegt, daß für Diabe-tiker, die (beginnende) Spätkomplikationen entwickelt haben, die optimale Behandlung einer Hypertonie entscheidend für die Prognose dieser Patienten ist. Auf den Diabeteskongressen wird in zunehmendem Maße über neue blutdrucksenkende Medika-mente berichtet. Dagegen besteht ein vergleichsweise geringes (wirtschaftliches) Interesse an der Evaluation und Verbes-serung der tatsächlich praktizierten Behandlungsqualität der Diabetiker mit Hypertonie. Die Qualität der Hypertonie-behandlung hängt nicht von der Einführung neuer blutdruck-senkender Medikamente ab, sondern vielmehr von dem Ausmaß an Compliance, zu dem sowohl Ärzte als auch Patienten bei der Diagnose und Therapie der Hypertonie gewonnen werden können.

Seit 1985 wird an der Heinrich-Heine-Universität in Düsseldorf ein ambulantes Behandlungs- und Schulungsprogramm für
Diabetiker mit Hypertonie (HBSP) durchgeführt. Es liegen
inzwischen Nachuntersuchungsergebnisse vor, die die Effektivität des Programms belegen. Im folgenden sollen Inhalte,
Struktur und Organisation des Programms sowie Evalua-
tionsergebnisse vorgestellt werden. Einige allgemeine Aspekte
der Betreuung von Patienten mit Hypertonie, die uns besonders
wichtig erscheinen, werden etwas ausführlicher besprochen. Da
andererseits nicht alle Lehrinhalte des Programms im Detail
vorgestellt werden können, geben wir am Ende des Artikels
eine Übersicht über weiterführende Veröffentlichungen.

Die Blutdruckmessung

Eine korrekte Blutdruckmessung ist die Voraussetzung für eine
richtige Diagnose. Zur Blutdruckmessung wurden national und
international Richtlinien erarbeitet, die bisher leider weder
von den Ärzten noch von Krankenschwestern ausreichend befolgt
werden. Entweder sind die Richtlinien unbekannt oder die
Notwendigkeit der korrekten Blutdruckmessung wird nicht
akzeptiert. Ganz besonders wenn bei einer schwangeren Diabe-
tikerin oder einem Diabetiker mit beginnenden Spätschäden,
aber auch bei alten Menschen, die Indikation zur medikamentösen Blutdrucksenkung gestellt werden soll, muß die Blutdruckmessung unbedingt korrekt durchgeführt werden. Sollten
Ärzte und Krankenpflegepersonal auch in Zukunft keine Bereitschaft zeigen, diese diagnostische Maßnahme den Vorschriften
entsprechend durchzuführen, ist zu hoffen, daß die Patienten
entsprechenden Druck ausüben.

Die allgemeinen Richtlinien zur korrekten Blutdruckmessung
finden sich in ausführlicher Form in den Publikationen, die
unter den Literaturstellen 1 bis 3 angegeben sind. Bei

Patienten mit Diabetes ist zusätzlich folgendes zu beachten: Bei einer Schädigung des autonomen Nervensystems können die Blutdruckwerte im Stehen stärker als normal abfallen. Manche Patienten haben dann im Sitzen oder Liegen noch erhöhte Blutdruckwerte, im Stehen fallen sie jedoch so stark ab, daß erheblicher Schwindel auftreten kann. Deshalb sollte bei Diabetikern mit Spätkomplikationen der Blutdruck auch 1 und 3 Minuten nach dem Aufstehen aus dem Liegen gemessen werden. Normalerweise fällt der systolische Blutdruck um weniger als 20 mmHg ab.

Untersuchungen vor Teilnahme des Patienten am HBSP

Der Patient wird vor der Teilnahme am HBSP eingehend ärztlich untersucht. Dazu gehören Anamnese, körperliche Untersuchung (einschließlich Blutdruckmessung an beiden Armen im Sitzen und eventuell auch im Liegen und Stehen - siehe oben), Bestimmung der Nierenfunktionsparameter, Untersuchung der Augen und der Füße (einschließlich Stimmgabeltest und Fußpulse), Durchführung eines EKGs mit Clark-Test (oder vergleichbarem Test zur Diagnose einer autonomen Neuro-pathie). Da Patienten mit Spätkomplikationen eine Vielzahl von Beschwerden und Symptomen angeben können, empfiehlt es sich, **vor** Beginn einer antihypertensiven Behandlung den Patienten standardisiert über seine Beschwerden zu befragen. Dies ist deshalb wichtig, weil Beschwerden, die durch eine blutdrucksenkende Therapie auftreten können, auch durch den Diabetes oder die Hypertonie selbst oder durch Spätschäden entweder des Diabetes oder der Hypertonie oder durch die (medikamentöse) Behandlung dieser Krankheiten auftreten können. Wird nur **nach** Beginn einer antihypertensiven Therapie nach Beschwerden gefragt, können diese nur noch schwer bewertet werden und führen dann häufig unnötigerweise zum Absetzen bzw. zum Wechsel eines Medikaments. In Tabelle 1 ist

Tabelle 1

Name   Datum

subjektive Beschwerden

	nie	manchmal	oft	immer		nie	manchmal	oft	immer
Schlaflosigkeit	o	o	o	o	Verschwommenes Sehen	o	o	o	o
Nervosität	o	o	o	o	Wadenkrämpfe	o	o	o	o
Grundlose Traurigkeit	o	o	o	o	Trockener Mund	o	o	o	o
Müdigkeit	o	o	o	o	Muskelkrämpfe	o	o	o	o
Brustschmerzen in Ruhe	o	o	o	o	Hautjucken	o	o	o	o
Schwarzwerden vor den Augen	o	o	o	o	Geschmacksstörungen	o	o	o	o
Kopfschmerzen	o	o	o	o	Kalte Hände oder Füße	o	o	o	o
Herzjagen	o	o	o	o	Sehstörungen (Brillenträger				
Atemnot in Ruhe	o	o	o	o	ja / nein)	o	o	o	o
Schläfrigkeit tagsüber	o	o	o	o	Hautausschlag	o	o	o	o
Brustschmerzen bei körperlicher					Geruchsstörungen	o	o	o	o
Belastung	o	o	o	o	Vermehrter Haarwuchs	o	o	o	o
Ohnmachtsneigung	o	o	o	o	Impotenz	o	o	o	o
Hustenreiz	o	o	o	o	Unregelmäßige Monatsblutung	o	o	o	o
Herzstolpern	o	o	o	o	Vermehrte Schweißbildung	o	o	o	o
Asthma	o	o	o	o	Reizung oder Schwellung der				
Häufiges nächtliches Wasserlassen	o	o	o	o	Brustdrüse	o	o	o	o
Geschwollene Knöchel und Füße	o	o	o	o	Abgestorbene Finger oder Zehen	o	o	o	o
Unerwünschte Gewichtszunahme	o	o	o	o	Potenzstörungen	o	o	o	o
Übelkeit	o	o	o	o	Hitzewallungen	o	o	o	o
Rückenschmerzen	o	o	o	o	Antriebslosigkeit	o	o	o	o
Durchfall	o	o	o	o	Fieberzustände	o	o	o	o
Brustschmerzen bei psychischem					Appetitverminderung	o	o	o	o
Streß	o	o	o	o	Gesteigerter Appetit	o	o	o	o
Abgeschlagenheit	o	o	o	o	Schwindel im Stehen	o	o	o	o
Unruhe	o	o	o	o	Deprimierte Stimmung	o	o	o	o
Atemnot bei körperlicher					Oberbauchbeschwerden	o	o	o	o
Anstrengung	o	o	o	o	Allgemeines Schwächegefühl	o	o	o	o
Brennen beim Harnlassen	o	o	o	o	Brennen in den Augen	o	o	o	o
Häufiges Harnlassen am Tag	o	o	o	o	Ohrensausen	o	o	o	o
Bauchschmerzen	o	o	o	o	Gesteigerter Durst	o	o	o	o
Häufiger Stuhlgang	o	o	o	o	Magenbeschwerden	o	o	o	o
Unsicherheit beim Gehen	o	o	o	o	Verstopfte Nase	o	o	o	o
Gleichgewichtsstörungen	o	o	o	o	Gelenkschmerzen	o	o	o	o
Verstopfung	o	o	o	o	Herzklopfen	o	o	o	o
Kurzatmigkeit	o	o	o	o	Lebhaftes Träumen	o	o	o	o
Zittern der Hände	o	o	o	o	Kommt es vor, daß Sie Unter-				
Muskelschwäche	o	o	o	o	zuckerungen	o	o	o	o
Einschlafen oder Kribbeln in					nicht rechtzeitig spüren?				
Händen od. Füßen	o	o	o	o					

Tabelle 1.

163

ein Erhebungbogen zur Erfassung dieser Symptome abgebildet.
Er wird bei der Erstuntersuchung und bei jeder
Nachuntersuchung entweder gemeinsam mit dem Patienten
ausgefüllt oder vom Patienten selbst ausgefüllt und danach
mit ihm besprochen.

Struktur und Organisation des HBSP

Das Schulungsprogramm besteht aus 4 Unterrichtseinheiten, die
im Abstand von je einer Woche für Gruppen von 4 bis 6
Patienten durchgeführt werden. Da die meisten Patienten
berufstätig sind, hat es sich bewährt, den Kurs am frühen
Abend abzuhalten (in Düsseldorf am Montag von 17 bis etwa 19
Uhr). Eine speziell ausgebildete Arzthelferin (Frau Ulrike
Didjurgeit) unterrichtet die Patienten. Das Programm wurde
ursprünglich für Typ 1-Diabetiker mit Hypertonie konzipiert.
Sind die Teilnehmer hauptsächlich übergewichtige Typ 2-
Diabetiker, kann dasselbe Programm mit geringen inhaltlichen
und strukturellen Änderungen verwendet werden. Darüber hinaus
kann das Programm auch für Hypertoniker ohne Diabetes zum
Einsatz kommen. In einer kontrollierten Studie mit 12
niedergelassenen Ärzten wird derzeit der Einsatz dieses
Programms in der Praxis evaluiert.

Die Lehrinhalte

Eine Übersicht der wichtigsten Lehrinhalte der 4
Unterrichtseinheiten gibt Tabelle 2.

1. Unterrichtseinheit

Die 1. Unterrichtseinheit beginnt mit der Erarbeitung
allgemeiner Aspekte der Hypertonie. Die Patienten lernen die

Tabelle 2

LEHRPLAN zur Hypertonie-Schulung in der ärztlichen Praxis

Ein Schulungskurs besteht aus 4 Unterrichtseinheiten von jeweils 90 bis 120 Minuten

I. Unterrichtseinheit

Einführung

– Begrüßung durch Arzt und Arzthelferin
– Die Patienten stellen sich vor

Allgemeines über die Hochdruckkrankheit

– Was ist Blutdruck?
– Normaler Blutdruck und erhöhter Blutdruck
– Wodurch der Blutdruck beeinflußt wird
– Häufigkeit der Bluthochdruckkrankheit
– Wie kommt es zur Hochdruckkrankheit?
– Warum hoher Blutdruck gefährlich ist
– Hoher Blutdruck kann behandelt werden

Blutdruckselbstmessung

– Prinzip der Blutdruckmessung
– Das Blutdruckmeßgerät
– Selbstmessung des Blutdrucks
– Blutdruckmessung zu Hause
– Protokollierung der Meßwerte

II. Unterrichtseinheit

Wiederholung

– Besprechung der protokollierten Blutdruckwerte
– Überprüfung der Blutdruckselbstmessung

Gewichtsabnahme

– Möglichkeiten, den Blutdruck zu senken
– Bedeutung der Gewichtsabnahme
– Jeder Patient bestimmt sein Normalgewicht
– Protokollierung des Körpergewichts
– Wie nimmt man vernünftig ab?
– Nahrungsmittel, die zum Abnehmen hilfreich bzw. ungünstig sind

Sport/körperliche Arbeit und Bluthochdruck

– Blutdruckverhalten bei körperlicher Anstrengung
– Soll/kann man mit Bluthochdruck Sport betreiben?
– Günstige und ungünstige Sportarten

III. Unterrichtseinheit

Wiederholung

– Besprechung der protokollierten Blutdruckwerte
– Überprüfung der Blutdruckmessung (Parallelmessen)
– Gewichtskontrolle
– Besprechung von Problemen beim Abnehmen

Salzreduktion

– Bedeutung von Kochsalz bei der Behandlung des Bluthochdrucks
– Wieviel Salz ißt man, wie wenig braucht man?
– Nahrungsmittel, die einen hohen Salzgehalt haben

Medikamentöse Behandlung

– Die Regulation des Blutdrucks
– 5 Gruppen blutdrucksenkender Wirkstoffe
– Hauptwirkungen der 5 Wirkstoffgruppen
– Beschwerden, die bei der Behandlung auftreten können
– Stufenplan der Behandlung

IV. Unterrichtseinheit

Wiederholung

– Besprechung der protokollierten Blutdruckwerte
– Überprüfung der Blutdruckmessung
– Gewichtskontrolle
– Probleme bei der Verminderung der Salzzufuhr
– Besprechung der medikamentösen Behandlung

Streß und Bluthochdruck

Wie gefährlich ist das Rauchen?

Wenn der Blutdruck sehr hoch ansteigt

Bluthochdruck und Autofahren

Tabelle 2.

Normalwerte des Blutdrucks kennen und lernen ihre persönlichen Blutdruckwerte einzuordnen. Es wird über die Bedeutung
des Bluthochdrucks für die Gesundheit eines Menschen im
allgemeinen und für den Verlauf der Spätkomplikationen beim
Patienten mit Diabetes im besonderen gesprochen.

Die Blutdruckselbstmessung

Der 2. Teil der 1. Unterrichtseinheit ist dem Erlernen der
Blutdruckselbstmessung gewidmet. Wir empfehlen dazu nicht-
elektronische Anaeroidmanometer. Diese Geräte sind sehr
zuverlässig und billig. Es gibt heute eine Vielzahl elektronischer und neuerdings auch oszillometrischer Meßgeräte.
Diese sind durchschnittlich erheblich teurer und nicht
genauer als die nicht-elektronischen Geräte. Eine ausführ-
lichere Darstellung der Vor- und Nachteile dieser Geräte
enthalten die unter den Literaturstellen 1 bis 3 genannten
Publikationen, die auch weitere Hinweise zur Unterweisung
eines Patienten in der Blutdruckselbstmessung geben.

Finanzierung der Blutdruckmeßgeräte

Patienten, die am HBSP teilnehmen und noch kein eigenes
Blutdruckgerät besitzen, erhalten bis zum Ende des Kurses
leihweise ein Gerät. Wir stellen den Patienten ein Gutachten
zur Vorlage bei der Krankenkasse aus. Das Gutachten enthält
Hinweise, daß der betreffende Diabetiker an einer Hypertonie
leidet, daß die Normalisierung des Blutdrucks für die
Prognose der Nieren- und Augenkomplikationen von entschei-
dender Bedeutung ist, daß der Diabetiker seinen Blutdruck nur
dauerhaft normalisieren kann, wenn er seinen Blutdruck selbst
mißt und, wenn nötig, die medikamentöse Therapie selbst
anpaßt und schließlich, daß der Patient an einem strukturierten HBSP teilgenommen hat. Mit dieser Bescheinigung haben
bisher fast alle Patienten ein Blutdruckmeßgerät von der
Krankenkasse bewilligt bekommen. Erst kürzlich erhielten wir

von einer Krankenkasse schriftlich bestätigt, daß für die genannte Patientengruppe auch nach der "Blüm-Reform" die Kosten für die Blutdruckmeßgeräte übernommen werden.

Vorteile der Blutdruckselbstmessung

Die Blutdruckselbstmessung wird bewußt an den Anfang des Schulungsprogramms gestellt. Die Registrierung des Blutdrucks unter häuslichen Bedingungen kann bei der Entscheidung zu einer (medikamentösen) Therapie wichtig sein. Manche Patienten haben zu Hause deutlich niedrigere Blutdruckwerte als beim Arzt. Die eine Ursache hierfür, nämlich die nicht korrekte Durchführung der Blutdruckmessung, wurde bereits erwähnt. Die andere Ursache ist eine gewisse "Erwartungsangst" des Patienten vor dem Arzt. So wurde mehrfach gezeigt, daß die Blutdruckwerte der Patienten deutlich niedriger sind, wenn sie von einer Krankenschwester oder einer Arzthelferin gemessen werden statt von einem Arzt, und die Meßwerte durch das nichtärztliche Personal stimmen besser mit den Blutdruckwerten überein, die während der 24 Stunden unter alltäglichen Bedingungen bestehen. Dies ist einer der Hauptgründe, warum die Blutdruckmessung von einer Krankenschwester oder einer Arzthelferin und nicht von einem Arzt ausgeführt werden sollte.

Die Blutdruckwerte, die von den Patienten zu Hause gemessen werden, haben somit auch Bedeutung für die Behandlung der Hypertonie. Wenn z.B. ein junger Diabetiker, der immer normale Albuminuriewerte hat, bei Messungen durch den Arzt grenzwertig hohe Blutdruckwerte hat, zu Hause jedoch eindeutig normale Blutdruckwerte, kann mit einer blutdrucksenkenden Behandlung gewartet werden. Würde dieser Patient hingegen erhöhte Albuminkonzentrationen im Harn haben und somit der Verdacht auf eine diabetische Nephropathie bestehen, wäre eine blutdrucksenkende Behandlung indiziert.

Am Ende der 1. Unterrichtseinheit werden die Patienten gebeten, während der nächsten Woche zu Hause den Blutdruck zu messen und die Ergebnisse zu protokollieren. Zu diesem Zeitpunkt wird noch nicht über eine eventuell notwendige (medikamentöse) Behandlung der Hypertonie gesprochen (Ausnahmen sind Patienten mit schwerem Bluthochdruck).

2. Unterrichtseinheit

Die nicht-medikamentöse Behandlung

Zu Beginn einer jeden Unterrichtseinheit wird durch Parallelmessen die Blutdruckmeßtechnik der Patienten überprüft und verbessert. Danach werden die Ergebnisse der Blutdruckselbstmessungen diskutiert. Zu diesem Zeitpunkt sollte entschieden werden, ob eine blutdrucksenkende Behandlung nötig ist oder ob es vorerst reicht, den Blutdruck nur zu beobachten. Für die letztere Gruppe von Patienten kann der Kurs vorerst beendet sein. Patienten, die eine behandlungsbedürftige Hypertonie haben, sollten nun mit den Möglichkeiten der Blutdrucksenkung vertraut gemacht werden. Standardisierte Befragungen von Typ 1- und Typ 2-Diabetikern vor Teilnahme am HBSP haben gezeigt, daß diese Patienten prinzipiell nicht-medikamentöse Therapiemaßnahmen einer medikamentösen Behandlung vorziehen. Dieses Anliegen der Patienten ist in Übereinstimmung mit den Empfehlungen der Fachgesellschaften, die eine volle Ausschöpfung der nicht-medikamentösen Therapien fordern, bevor eine Behandlung mit blutdrucksenkenden Medikamenten begonnen wird. Dabei ist es notwendig, zwischen den meist schlanken Typ 1-Diabetikern und den meist übergewichtigen Typ 2-Diabetikern zu unterscheiden. Bei Typ 1-Diabetes ist die Hypertonie fast immer Ausdruck einer (beginnenden) diabetischen Nephropathie. Da diese Patienten meist schlank sind, bleiben als mögliche diätetische Maßnahmen lediglich die Verminderung eines hohen Alkoholkonsums und die kochsalzverminderte Ernährung. Der Stellenwert der Kochsalzminderung bei Typ 1-Diabetikern mit Nephropathie ist bisher nicht geklärt (siehe dazu die Artikelserie im Diabetesjournal, Literaturstelle 3). Bei schlanken Typ 1-Diabetikern ist daher der frühzeitige Einsatz von blutdrucksenkenden Medikamenten notwendig. Im Gegensatz dazu stellen die nicht-medikamentösen Therapiemaßnahmen für den übergewichtigen Typ 2-Diabetiker die wichtigste und wirksamste Behandlung einer Hypertonie dar. Bei diesen Patienten kann durch diätetische Maßnahmen meist eine erhebliche Verbesserung der Blutdruckwerte erzielt werden. In vielen Fällen erübrigt sich dadurch eine medikamentöse Behandlung. Selbstverständlich darf auch bei Typ 2-Diabetikern, die eine gesicherte Nephropathie haben, nicht zu lange mit dem Einsatz von blutdrucksenkenden Medikamenten gewartet werden.

Bestimmung der Kochsalzausscheidung

Sind die Teilnehmer eines HBSP Typ 1-Diabetiker, wird in der 2. Unterrichtseinheit die kochsalzverminderte Ernährung besprochen. Die Patienten hatten zuvor eine 24 Stunden-Harnprobe abgegeben. In dieser wurde die Natrium-Ausscheidung gemessen und die Kochsalzaufnahme errechnet. Die Patienten werden gebeten zu schätzen, wieviel Kochsalz sie durchschnittlich pro Tag essen. Danach werden die Ergebnisse mitgeteilt und diskutiert. Den Patienten wird empfohlen, während der kommenden Woche eine kochsalzverminderte Ernährung durchzuführen und den Einfluß auf die Blutdruckwerte zu beobachten. Außerdem werden sie gebeten, noch einmal eine 24 Stunden-Harnprobe zur Bestimmung der Natrium-Konzentration abzugeben, um zu überprüfen, ob tatsächlich weniger Kochsalz gegessen wurde. Sind die Teilnehmer des Kurses hingegen übergewichtige Diabetiker, wird in der 2. Unterrichtseinheit die kalorienreduzierte Ernährung besprochen. Die Inhalte und

die Methodik sind identisch mit der entsprechenden
Unterrichtseinheit des Düsseldorfer/Münchner Behandlungs- und
Schulungsprogramms für Typ 2-Diabetiker, die nicht Insulin
spritzen (Literaturstelle 4).

3. Unterrichtseinheit

Auswirkungen der diätetischen Therapie
Zu Beginn der 3. Unterrichtseinheit werden wieder die bisher
protokollierten Blutdruckwerte und die Auswirkungen der
diätetischen Maßnahmen auf den Blutdruck diskutiert. Bei den
jungen und schlanken Typ 1 Diabetikern zeigt sich häufig zu
diesem Zeitpunkt, daß die Blutdruckwerte nach wie vor hoch
sind. Wenn der Patient die Dringlichkeit zur optimalen
Blutdruckeinstellung erkannt hat, sollte er zu diesem
Zeitpunkt interessiert sein, mehr über die Möglichkeit einer
Behandlung des Blutdrucks mit Medikamenten zu erfahren. Dies
gilt sowohl für Patienten, die weniger Kochsalz gegessen
haben, aber keinen ausreichenden Effekt auf den Blutdruck
feststellen konnten, als auch für jene Patienten, die zwar
lieber ihren Blutdruck ohne Medikamente behandeln würden,
eine kochsalzverminderte Ernährung unter alltäglichen Bedingungen jedoch nicht einhalten konnten. Dies ist der Haupt-
grund, warum über die medikamentöse Therapie erst in der 3.
Unterrichtseinheit gesprochen wird. Allerdings ist es nun das
Ziel, die Patienten, die eine medikamentöse Behandlung
brauchen, tatsächlich auch von deren Notwendigkeit zu überzeugen.

Behandlung der Hypertonie mit Medikamenten
Einstellung zur medikamentösen Therapie. Aufgrund von
standardisierten Befragungen sowohl durch uns als auch durch
die Kollegen des Instituts für Psychotherapie und Psychosomatik der Universität Düsseldorf wissen wir, daß die

Patienten häufig eine erhebliche "Skepsis" oder "Angst" vor Medikamenten haben. Dabei spielen offenbar mehrere Faktoren eine Rolle wie z.B. die allgemeine Angst vor "Chemie", die Angst vor Nebenwirkungen, aber auch die Schwierigkeit, damit umzugehen, daß diabetische Spätkomplikationen aufgetreten sind und daß nun nicht nur der Diabetes, sondern noch eine zweite chronische Krankheit, nämlich die Hypertonie, täglich behandelt werden soll. Das Verhältnis zwischen dem behandelndem Arzt bzw. der schulenden Arzthelferin und dem Patienten kann in einer solchen Situation sehr belastet sein. Wenn es dem Patienten nicht gelingt, sich mit der notwendigen medikamentösen Behandlung seiner Hypertonie abzufinden und er sich einer weiteren Behandlung entzieht, hat dies leider oft eine rasche Verschlechterung der Nierenfunktion zur Folge. Häufig sieht man diese Patienten erst wieder im Stadium der präterminalen Niereninsuffizienz.

Besprechung der Beipackzettel. Es ist somit ein wichtiges Ziel der 3. Unterrichtseinheit, mit dem Patienten über die tatsächlich möglichen Nebenwirkungen von blutdrucksenkenden Medikamenten und über die unbegründet befürchteten Nebenwirkungen zu diskutieren. Schon am Ende der 2. Unterrichtseinheit werden die Patienten gebeten, bis zum nächsten Mal in den Beipackzetteln ihrer blutdrucksenkenden Medikamente jene Punkte zu markieren, die sie besprochen haben wollen. Es wird ausführlich über die Möglichkeiten diskutiert, Nebenwirkungen möglichst gering zu halten. So muß unbedingt darauf hingewiesen werden, daß die Blutdrucksenkung an sich zu einer vorübergehenden Verschlechterung des Wohlbefindens führen kann. Ähnlich wie man sich schlecht fühlen kann, wenn man den Blutzucker nach einer längeren Zeit einer schlechten Diabeteseinstellung normalisiert, muß man sich auch erst wieder an die normalen Blutdruckwerte gewöhnen. Unnötige Nebenwirkungen durch blutdrucksenkende Medikamente können auch vermieden

werden, wenn man immer nur mit der kleinstmöglichen Dosis nur
einer Wirksubstanz beginnt und erst nach einigen Tagen die
Dosis erhöht. Erfahrungsgemäß kann der Blutdruck gerade bei
jungen Typ 1-Diabetikern mit einer nur leichten Hypertonie
häufig mit einer kleinen Dosis nur einer Wirksubstanz
hervorragend (und ohne Nebenwirkungen !) eingestellt werden,
vorausgesetzt, der Patient entschließt sich, die Medikamente
auch regelmäßig einzunehmen. Auch die häufig bestehende Angst
vor Potenzstörungen muß angesprochen werden. Wir haben
gefunden, daß etwa die Hälfte der diabetischen Männer mit
Hypertonie auch ohne Behandlung angibt, mehr oder weniger
ausgeprägte Potenzstörungen zu haben. Es ist wichtig zu
wissen, daß auch nichtdiabetische Männer, je nach Befragungs-
art, bis zu einem fast ebenso hohen Prozentsatz über ähnliche
Probleme klagen. Wenn die Behandlung mit blutdrucksenkenden
Medikamenten vernünftig durchgeführt wird, kommt es nur in
Ausnahmefällen tatsächlich zu einer Verschlechterung der
Potenzstörung. Vor allem, wenn die Hypertonie nur leicht ist
und nur eine geringe Dosis an Medikamenten eingenommen werden
muß, treten diese Nebenwirkungen nicht auf. Der Patient muß
auf alle Fälle wissen, daß sich unerwünschte Wirkungen nach
Absetzen des Medikamentes wieder zurückbilden, wenn sie
tatsächlich durch das Medikament verursacht waren. Eine
ausführliche Darstellung der Wirkungen und Nebenwirkungen
einzelner antihypertensiver Wirkstoffe und der Möglichkeit,
Nebenwirkungen möglichst zu vermeiden, enthalten die unter
den Literaturstellen 2 und 3 genannten Publikationen.

Struktur der 3. Unterrichtseinheit bei übergewichtigen
Patienten
Besteht die Gruppe aus übergewichtigen Typ 2-Diabetikern,
werden in der 2. Unterrichtseinheit die Kost zur Gewichts-
abnahme und die Bedeutung der körperlichen Bewegung für die
Behandlung der Hypertonie besprochen. In der 3. Unter-

richtseinheit werden die Kochsalzreduktion und in gekürzter Form die medikamentöse Therapie besprochen.

4. Unterrichtseinheit

Es wird jetzt erkennbar, warum es sinnvoll ist, die Unterrichtseinheiten im Abstand von mindestens einer Woche durchzuführen. Auf diese Weise ist immer genug Zeit, die Effekte einer neu begonnenen Behandlung zu beurteilen. Am Beginn der 4. Unterrichtseinheit werden wieder die zu Hause gemessenen Blutdruckwerte diskutiert. Es läßt sich dann schon erkennen, ob die medikamentöse Therapie ausreichend ist und wie sie vertragen wurde. Wenn nötig, kann am Ende der 4. Unterrichtseinheit die Dosis des Medikamentes erhöht bzw. ein zweites Medikament zugegeben werden.

In der 4. Unterrichtseinheit werden die Themen "Sport", "Streß", "Rauchen" und "Blutdruckkrise" besprochen. Wenn möglich, sollten die Patienten unbedingt noch einmal einige Wochen nach dem HBSP gesehen werden.

Nachuntersuchung der Patienten

In der ersten Evaluationsstudie, die bereits veröffentlicht ist, wurden 37 Typ 1-Diabetiker im Durchschnitt 16 Monate nach Teilnahme am HBSP nachuntersucht. Es handelte sich dabei ausschließlich um Patienten, die auch schon zuvor in unserer Klinik betreut wurden und die bei wiederholten Blutdruckmessungen und trotz (medikamentöser) Behandlung zu hohe Blutdruckwerte hatten. Drei Patienten wurden nicht nachuntersucht: Ein Patient hatte eine Nachuntersuchung abgelehnt und zwei andere hatten auch nach der Schulung unkontrollierte Blutdruckwerte und verschlechterten sich mit ihrer Nierenfunktion· so sehr, daß eine Nierenersatztherapie notwendig wurde.

	vor HBSP	nach HBSP	p-Wert
Blutdruck, sitzend (mmHg)			
systolisch	150 ± 20	137 ± 18	0,0001
diastolisch	91 ± 14	83 ± 8	0,0001
Anzahl der Patienten mit Antihypertonika	25	28	n.s.
Anzahl der verordneten Antihypertonika	42	48	n.s.
Puls	85 ± 16	73 ± 11	0,001
Serum Harnsäure (μmol/l)	280 ± 83	309 ± 101	0,05

Tabelle 3. 34 Typ 1-Diabetiker mit "unkontrollierter" Hypertonie vor und 16 Monate nach Teilnahme am Hypertonie-Behandlungs- und Schulungsprogramm (HBSP)

Bei den übrigen 34 Patienten waren bei der Nachuntersuchung die Blutdruckwerte signifikant niedriger als bei der Eingangsuntersuchung (Tabelle 3). Das Körpergewicht und die Kochsalzaufnahme hatten sich nicht signifikant verändert. Bemerkenswerterweise waren den Patienten nicht mehr blutdrucksenkende Medikamente verordnet worden als vor der Schulung. Dieses Ergebnis kann so interpretiert werden, daß die Patienten die verordneten Medikamente zu einem höheren Prozentsatz als zuvor eingenommen hatten. Diese Annahme wird durch zwei weitere Befunde erhärtet. Zum einen war der Puls bei jenen Patienten, die mit einem kardioselektiven Betablocker (Atenolol oder Metoprolol) behandelt wurden (25 Patienten) - wie unter einer solchen Therapie zu erwarten -

deutlich abgefallen. Hingegen war der Puls bei jenen neun Patienten, die keinen Betablocker erhielten, unverändert geblieben. Dies bedeutet, daß die Patienten in einem höheren Prozentsatz die verordneten Betablocker eingenommen hatten. Zum anderen war der Serum-Harnsäurespiegel bei jenen Patienten, die mit Diuretika (= Entwässerungsmittel) behandelt wurden, angestiegen. Auch das ist ein bekanntes Phänomen bei Therapie mit diesen Substanzen und deutet darauf hin, daß auch die Diuretika von den Patienten vermehrt eingenommen wurden.

Insgesamt hat diese erste Nachuntersuchung gezeigt, daß durch das HBSP die Compliance von Patienten mit Typ 1-Diabetes zur empfohlenen medikamentösen Behandlung deutlich verbessert werden kann.

Welche Materialien zur Durchführung des HBSP stehen zur Verfügung ?

Als Grundlage zur Durchführung des HBSP steht das Patientenbuch "Wie behandle ich meinen Bluthochdruck - Blutdruckselbstmessung, Ernährung, Medikamente" von Ingrid Mühlhauser und Peter Sawicki zur Verfügung. Es ist im Verlag Kirchheim, Mainz erschienen und kostet im Buchhandel etwas weniger als 20,- DM. Es enthält die Lehrinhalte des Programms (für Patienten mit Hypertonie im allgemeinen). Das Buch wird auch im Unterricht verwendet. Zur Gestaltung der Unterrichtseinheiten zur diätetischen Behandlung können die Nahrungsmittelkarten des Typ 2-Diabetes-Schulungsprogramms (Literaturstelle 4) eingesetzt werden.

Über den Einsatz der Blutdruckmeßgeräte und die Organisation des Verleihs wurde bereits berichtet. Protokollhefte für die

Wie behandle ich meinen Bluthochdruck

Blutdruckselbstmessung, Ernährung, Medikamente

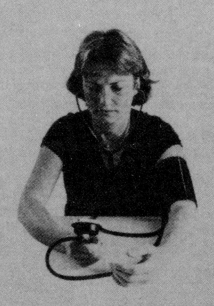

von Ingrid Mühlhauser und Peter Sawicki

aus der Medizinischen Universitätsklinik Düsseldorf
Abteilung für Stoffwechsel und Ernährung (Prof. Dr. Michael Berger)

Verlag Kirchheim, Mainz

Blutdruckmeßwerte etc. sind über die "Deutsche Liga zur Bekämpfung des hohen Blutdruckes", Bonhoeffer Straße 1, Postfach 10 20 40, 6900 Heidelberg zu beziehen.

Unterrichtskarten in fotokopierter Form zur strukturierten Durchführung der 4 Unterrichtseinheiten (ähnlich jenen, die für das Programm 2 des Diabetes-Schulungsprogramms zur Verfügung stehen) können bei uns angefordert werden. Die verfügbare Version bezieht sich auf die Durchführung des HBSP für übergewichtige Patienten mit Hypertonie. Zum Einsatz für schlanke Typ 1 Diabetiker müßten sie entsprechend modifiziert werden.

Poster (farbig, 70 x 100 cm, 26 Stück) zum Einsatz während des Unterrichts stehen bisher nur für den Eigenbedarf zur Verfügung. Im wesentlichen enthalten die Poster die Abbildungen des Buches. Zum Selbstkostenpreis (etwa 1000,- DM je nach Auftragsumfang) können wir die Poster reproduzieren.

Weiterführende Literatur

1. Hense HW, Stieber J (1988) Blutdruck-Meßkurs.
   Zu beziehen von der Gesellschaft für Strahlen- und Umweltforschung mbH, München, Ingolstädter Landstraße 1, 8042 Neuherberg
   (Anmerkung: Zur Broschüre, die etwa DM 5,00 kostet, gibt es auch eine Tonbildschau, die etwa DM 700,00 kostet - Stand 1986)

2. Mühlhauser I, Sawicki P (1986) Wie behandle ich meinen Bluthochdruck - Blutdruckselbstmessung, Ernährung, Medikamente. Verlag Kirchheim, Mainz

3. Hypertonie-Behandlungs- und Schulungsprogramm für Patienten mit Hypertonie, Teil I bis Teil IV (1989) Diabetes Journal, Heft 2 bis Heft 7. Verlag Kirchheim, Mainz

4. Berger M, Grüßer M, Jörgens V et al (1987) Diabetesbehandlung in unserer Praxis - Schulungsprogramm für Diabetiker, die nicht Insulin spritzen. Deutscher Ärzte-Verlag, Köln.

Blutdruckmeßkurse für Arzthelferinnen

H.W. Hense und *M. Pötschke-Langer*

Einleitung

Das Nationale Blutdruck-Programm (NBP) ist zur Erreichung seiner weitgesteckten Ziele auf eine sehr enge und möglichst breite Zusammenarbeit mit den in der Praxis tätigen Ärzten und ihrem medizinischen Assistenzpersonal angewiesen. Das NBP hat deshalb verschiedene Strategien zur Fortbildung zusammengefaßt und formuliert. Diese sollen im Zusammenwirken mit Früherkennungsaktionen (z.B. in Betrieben) sowie Aufklärungs- und Informationsaktionen für die Bevölkerung niedergelassene Ärzte und medizinisches Assistenzpersonal bei der erfolgreichen Bekämpfung des hohen Blutdrucks und weiterer Risikofaktoren in der Bevölkerung unterstützen.

Ziele einer jeden Fortbildungsbestrebung im medizinischen Bereich sollte es sein, eine Verbesserung der Patientenversorgung herbeizuführen. Dies ist nicht nur zu erreichen durch eine Vermehrung des Wissens, sondern ebenso durch das Hinzulernen von neuen Fähigkeiten und neuen Sichtweisen oder aber durch Änderungen des beruflichen Verhaltens. Daraus resultiert dann häufig wieder eine größere Befriedigung im Beruf.

Die generellen Ziele einer Fortbildungsbestrebung erfahren im Rahmen eines Programms zur Kontrolle des hohen Blutdrucks in der Bevölkerung besondere Spezifizierungen. Diese ergeben sich aus der jeweiligen Rolle des niedergelassenen Arztes und des medizinischen Assistenzpersonals bei der Versorgung hypertoner Patienten (Tabelle 1).

Der niedergelassene Arzt

- Erfassung und Entdeckung von Hypertonikern
- Einleitung und Durchführung einer Hypertoniediagnostik
  (evtl. Überweisungsfunktion)
- Erstellen eines Therapieplanes
- Verlaufskontrollen des Blutdrucks
- Patientenberatung und Gesundheitserziehung
- Beeinflussung der Patienten-Compliance
- Gewährleistung einer Hypertonie-Betreuung auf dem
  neusten Stand der Wissenschaft

Medizinisches Assistenzpersonal

- Durchführung der Blutdruckmessung
- Organisatorische Aspekte der Praxisführung
  (evtl. Hypertonikerkartei)
- Entdeckung von Hypertonikern
- Verlaufskontrolle
- evtl. Beratung/Führung

Tabelle 1. Funktionen von niedergelassenem Arzt und medizinischem Assistenzpersonal im Rahmen eines Hypertonie-Kontrollprogramms

Trotz der unterschiedlichen Ausprägung in den Einzelelementen sind allen Fortbildungsaktivitäten einige Grundzüge gemeinsam. Es ist das erklärte Ziel des NBP, ein Bewußtsein dafür zu wecken, wie bedeutsam es ist, medizinische Probleme möglichst frühzeitig zu erkennen und zu behandeln, noch bevor es zum Auftreten von Symptomen, zu einer Einschränkung des Wohlbefindens oder gar der Leistungsfähigkeit gekommen ist. Gerade im medizinischen Bereich wird ja oft so vorgegangen, daß man sich hauptsächlich nach den Beschwerden des Patienten richtet, diese zu ergründen und zu analysieren versucht und ihn dann einer entsprechenden Behandlung zuführt. Bei der Beschäftigung mit dem hohen Blutdruck zeigt sich jedoch, daß diese Verhaltensweise allein nicht ausreichend sein kann. Hier ist es wichtig, die Diagnose zu stellen, noch ehe der

Patient klinische Beschwerden vorweist und, was noch wichtiger ist, darauf zu drängen, daß der Patient trotz seiner anfänglichen Beschwerdefreiheit die einmal begonnene Therapie annimmt und fortsetzt.

Ziel der Fortbildung

Die Fortbildungsbemühungen für das medizinische Assistenzpersonal richten sich zur Zeit hauptsächlich an die Gruppe der Arzthelferinnen. Dies hat vor allem seinen Grund darin, daß es im Praxisalltag häufig die Arzthelferinnen sind, die für die Blutdruckmessung verantwortlich sind. Ihnen fällt also die Verantwortung zu, für eine sachgemäße und qualitativ gleichbleibende Messung des Blutdrucks zu sorgen, die die entscheidende diagnostische Maßnahme bei Hypertonikern darstellt. Arzthelferinnen sind auch nicht selten in die Organisation des Praxisablaufs einbezogen oder Anlaufstelle für Patienten, z.B. bei Rezeptverlängerungen, so daß ihnen im Zusammenhang mit der Langzeitkontrolle der Patienten und der Medikamenten-Compliance eine bedeutende Rolle zufällt. Ziel der Fortbildungsbemühungen für Arzthelferinnen ist es deshalb, das Bewußtsein für die Bedeutung des Problems Hypertonie, seine Verbreitung, seine Konsequenzen und die Möglichkeiten zu seiner Prävention zu vertiefen, die Verantwortlichkeit für eine zuverlässige Meßmethodik jeder einzelnen Arzthelferin zu vermitteln und ihr Hilfen zu geben, im Praxisalltag mit diesen Aufgaben und Verantwortlichkeiten in einer angemessenen Weise umgehen zu können.

Inhaltliche Schwerpunkte

Zwei inhaltliche Schwerpunkte machen den Kern der Fortbildung für Arzthelferinnen aus. Zum einen ist dies der gesamte Problembereich der Blutdruckmessung, d.h. vor allem die

Anleitung zu einer weitestgehenden Standardisierung und damit Reproduzierbarkeit der Blutdruckmessung, und zum anderen sind dies Hinweise über eine Einflußnahme auf die Praxis-organisation, z.B. mit Hypertonikerkartei, elektronischer Datenverarbeitung oder anderen Möglichkeiten. Ich will mich hier auf den ersten Punkt konzentrieren.

Die Fortbildung bezüglich der Blutdruckmessung orientiert sich an den Empfehlungen der American Heart Association und der Deutschen Liga zur Bekämpfung des hohen Blutdrucks [1, 2]. Die relativ einfache Durchführung des Vorgangs bei der Blutdruckmessung hat in der Vergangenheit dazu geführt, daß Gesichtspunkten einer Qualitätssicherung nur wenig Beachtung geschenkt wurde. Vor allem der Ausbildung in der Blutdruck-messung wird wenig Aufmerksamkeit gewidmet, und man verläßt sich auf eine nur oberflächliche Einführung. Die Einflüsse, welche der Standort und die Beschaffenheit des Meßgerätes, Position und Meßtechnik des Untersuchers, Zustand und Haltung des Patienten sowie andere äußere Faktoren auf das Meßer-gebnis haben, sind im allgemeinen den Arzthelferinnen nicht oder nur wenig bekannt. Aussagefähige und reproduzierbare Ergebnisse können aber nur dann bei einer Blutdruckmessung erzielt werden, wenn genau definierte Bedingungen eingehalten werden. Das Nationale Blutdruck-Programm hat es sich deshalb zu einer wichtigen Aufgabe gemacht, im Rahmen seiner Fort-bildungsaktivitäten diese Problem anzugehen und zu einer Verbesserung der Blutdruckmessung in der ärztlichen Praxis beizutragen. Die zentrale Rolle, die eine zuverlässige Blutdruckmessung bei der Entdeckung und Betreuung hypertoner Patienten spielt, wird hervorgehoben und als eine wesentliche Verantwortung der Arzthelferin dargestellt.

Einflußnahmen auf Praxisabläufe und Organisationsstrukturen sind naturgemäß nicht möglich. Anzustrebende Änderungen werden aber dargestellt und, falls Interesse von seiten der Arzthelferin besteht, ausführlicher besprochen. Dabei können dann auch Hinweise auf schon bestehende Praxisprogramme für Hypertoniker gegeben werden. Das NBP steht für weitergehende Informationen dann jederzeit zur Verfügung.

Ablauf eines Blutdruckmeßkurses

Die Blutdruckmeßkurse des Nationalen Blutdruck-Programms werden in Zusammenarbeit mit der Firma Hoffmann-La Roche (Grenzach-Wyhlen) durchgeführt. Sie finden am Mittwoch-Nachmittag und Samstag-Vormittag in verschiedenen Orten der Bundesrepublik statt. Zur Durchführung dieser Kurse wurden spezielle Teams von geschulten Untersucherinnen zusammen-gestellt, die in verschiedenen Regionen der Bundesrepublik zum Einsatz kommen. Schwerpunktregionen sind zur Zeit der Raum Nordrhein-Westfalen, hier insbesondere das Ruhrgebiet, der süddeutsche Raum, hier insbesondere Bayern, sowie ab 1990 Norddeutschland mit den Schwerpunkten Bremen und Lübeck.

Die Einleitung in das Thema erfolgt durch einen in der Behandlung der Hypertonie erfahrenen Mediziner. Dieser stammt in der Regel aus der Region, in der der Blutdruckmeßkurs durchgeführt wird. Er diskutiert mit den Teilnehmern die Ver-breitung, Ursachen und Komplikationen der Hypertonie. Im Anschluß an diese medizinische Einführung stellen die Mitar-beiterinnen des Untersuchungsteams anhand einer Dia-Serie die korrekte Blutdruckmeßtechnik theoretisch vor. Sie erläutern hierbei die wesentlichen Kriterien, die für eine korrekte Messung eingehalten und berücksichtigt werden müssen. Auf die genaue Begründung der jeweiligen Richtlinien, ihre patho-physiologischen Grundlagen und die Auswirkungen bei Nichtein-halten wird ausführlich eingegangen. Sie orientieren sich hierbei an einer Broschüre, die speziell für Blutdruckmeßkurse im Rahmen des Nationalen Blutdruck-Programmes erarbeitet wurde [3].

Im Anschluß an diese theoretische Einführung wird mittels audiovisueller Testmethoden die Möglichkeit gegeben, an standardisierten Videobeispielen unterschiedlichen Schweregrades zunächst die auskultatorische Wahrnehmung zu üben. Im weiteren Verlauf beginnen die Arzthelferinnen dann, sich gegenseitig den Blutdruck zu messen. Sie lernen dabei, auf Einhaltung der wesentlichen technischen Besonderheiten der Blutdruckmessung zu achten. Sie werden hier von den speziell geschulten Untersucherinnen des Teams betreut und in der jeweils erforderlichen Weise korrigiert. Zum Abschluß eines jeden Kurses, der mit einer halbstündigen Pause etwa 3 1/2 bis 4 Stunden dauert, erfolgt eine Prüfung der erworbenen Fähigkeiten durch eine Blutdruckmessung mit einem Doppel-stethoskop an einer zuvor von der Arzthelferin nicht gemessenen Kollegin. Bei technisch und auskultatorisch einwandfreier Messung wird ein Erfolgszertifikat ausgestellt. Der Erwerb an neuem Wissen wird darüber hinaus durch einen Prä-/Post-Test mit 10 Fragen ermittelt.

Münchner Blutdruck-Programm

Wir haben im Rahmen des Münchner Blutdruck-Programmes im Jahre 1985 einige Evaluationsdaten erhoben, die im folgenden kurz dargestellt werden sollen. Sie lassen Rückschlüsse auf die erreichte Zielgruppe und die Qualitätsverbesserung durch die Kurse zu.

Das Teilnahmealter lag zwischen 17 und 45 Jahren mit einem deutlichen Schwergewicht auf der Altersgruppe der 20 - 25jährigen; die Berufserfahrung lag zwischen 1 und 11 Jahren. Fast 40% der Teilnehmerinnen hatten vor dem Kurs selten oder nie Blutdruck gemessen, was zum Teil dadurch bedingt war, daß sich viele der Teilnehmer noch in Ausbildung befanden. Bei der ersten Orientierungsmessung mit einer NBP-Untersucherin, um den meßtechnischen "Zustand" der einzelnen Arzthelferin zu bestimmen, konnten nur in 13% eine Übereinstimmung der Meßergebnisse erzielt werden. Technisch völlig korrekt konnte niemand vor Beginn der Kurse messen. Nach Durchführung der Kurse war in über 95% der Fälle eine erfolgreiche Teilnahme durch eine Abschlußmessung bestätigt worden. Fünf bis 16 Monate nach den Kursen führten wir bei den Teilnehmerinnen eine postalische Nachbefragung durch. Hierbei erhielten wir auf 8 grundlegende Fragen zur Hypertonie und Blutdruckmessung von 75% der Teilnehmerinnen durchweg korrekte Antworten. Keine der Teilnehmerinnen beantwortete mehr als zwei Fragen inkorrekt. Der Kurs selbst wurde von allen Teilnehmern retrospektiv positiv beurteilt. Wesentliche Erfahrungen, die nach dem Kurs mit dem dort Erlernten gemacht wurden, waren u.a.:

"Korrekte Meßausrüstung und Meßplätze fehlen in der Praxis", "Ich werde mit meiner Meßgenauigkeit belächelt und bin deshalb in alte Gewohnheiten zurückgefallen", "Ich fühle mich jetzt (ganz) sicher", "Der Praxisstreß läßt uns zuwenig Zeit fürs korrekte Messen".

Die Rückkopplung dieser Ergebnisse mit den Kursinhalten gewährt die Möglichkeit, eine gleichbleibende Qualität zu erhalten und neue Anregungen auf ihre Brauchbarkeit hin zu untersuchen. Die anhaltend große Resonanz, die diese Veranstaltungen finden, bestätigt uns, daß hier ein Bedarf besteht, der bisher noch unzureichend erkannt und abgedeckt wird. Die zu Beginn im Rahmen des Münchner Blutdruck-Programms eher zögerlich eingeführten Blutdruckmeßkurse sind daher inzwischen zu einem unverzichtbaren Bestandteil der Fortbildungsstrategie des Nationalen Blutdruck-Programms

geworden. Mit der engagierten Unterstützung durch die
Mitarbeiter der Firma Hoffmann-La Roche ist es uns gelungen,
im Bereich der Fortbildung für Arzthelferinnen die Bedeutung
der Entdeckung und rechtzeitigen Behandlung der Hypertonie
hervorzuheben. Eine gut ausgebildete Arzthelferin ist ein
Garant dafür, daß dem hypertonen Patienten in der Praxis die
nötige Aufmerksamkeit geschenkt wird. Wenn sie selbst die
Technik der Blutdruckmessung gut beherrscht, dann ist sie
auch wiederum in der Lage, ihre Patienten korrekt in die
Technik der Blutdruckselbstmessung einzuführen. Blutdruckmeßkurse für Arzthelferinnen sind somit auch ein Weg zu einer
Verbesserung der Patienteninformation.

Literatur

1. Frohlich E, Grim C, Labarthe DR, Maxwell MH, Perloff D,
   Weidmann WH (1988) Recommendations for human blood pressure determination by sphygenomanometers. Hypertension
   12:210A-222A

2. Deutsche Liga zur Bekämpfung des hohen Blutdruckes (1989)
   Empfehlungen zur Blutdruckmessung, 3. Auflage, Heidelberg

3. Hense HW, Stieber J (1988) Blutdruck-Meßkurs. Nationales
   Blutdruckprogramm, Neuherberg

Informationen zur Hypertonie in der Praxis durch Arzthelferinnen

K. Hayduk, M. Anlauf und Th. Philipp

Einleitung

Die arterielle Hypertonie ist die Hauptursache der zerebralen Durchblutungsstörungen und des Schlaganfalls und stellt zusammen mit der Hypercholesterinämie und dem inhalativen Rauchen die wichtigste Ursache des Myokardinfarktes und der Koronarinsuffizienz dar. Die Entwicklung von antihypertensiv wirkenden Pharmaka hat es in den letzten 40 Jahren ermöglicht, bei sachgemäßer Anwendung der verfügbaren Substanzen den Blutdruck der meisten Patienten zu normalisieren. Dennoch ist anzunehmen, daß nur bei maximal 40 % aller Hochdruckpatienten in der Bundesrepublik der Bluthochdruck ausreichend behandelt ist. Ursache hierfür könnte einerseits der geringe Leidensdruck der Hochdruckpatienten sein - erst die Hochdruckbehandlung selbst oder das Auftreten von Folgen der Hypertonie an Hirn, Herz und Nieren verursachen einen echten Leidensdruck - , wodurch die Compliance häufig ungenügend wird; andererseits könnte die durch Ärzte und Medien geleistete Aufklärungsarbeit über Gefahren und Risiken des Bluthochdrucks ungenügend verstanden oder vom Patienten unbewußt verdrängt werden. Sicherlich mögen daneben noch andere Gründe für die ungenügende Behandlung von Hochdruckpatienten aufzuführen sein. Eine engagierte, repetitive, individuelle Aufklärungsarbeit des Hochdruckpatienten, die vom Arzt allein zeitlich unmöglich geleistet werden kann, stellt unseres Erachtens die einzige Möglichkeit zur Verbesserung der Blutdruckbehandlung dar.

Dubach und Conen [2] in der Poliklinik Basel mußten feststellen, daß nur 50% aller Hochdruckpatienten ausreichend erfaßt und behandelt werden. Durch administrative Maßnahmen (Lochkartenkartei u.a.) und Motivation des nichtärztlichen Personals konnte eine bessere Erkennung und Behandlung der Hochdruckpatienten erzielt werden. Die Autoren des Hochdruckinformations- und Therapieprogrammes (H.I.T.) sahen die Möglichkeit, durch eine flächendeckende Weiterbildung von Arzthelferinnen mehr Patienten zu erreichen als durch eine zentrumsorientierte Weiterbildung, da die Hochdruckbehandlung in der Regel in Praxen für Allgemeinmedizin und Innere Medizin stattfindet und die personelle Kontinuität in den Praxen besser als in den Zentren gewährleistet ist.

Akzeptanz des Weiterbildungsprogramms

Die Akzeptanz des Angebotes stellt die Autoren vor nahezu unlösbare organisatorische Probleme, da bei insgesamt etwa 14000 angesprochenen Praxen etwa 11000 Arzthelferinnen an der Schulung teilnehmen wollten. Es mußte somit eine Selektion der Praxen nach Intensität der Kooperation der Arzthelferinnen durchgeführt werden. Trotzdem verursachte die hohe Zahl von Teilnehmerinnen erheblich höhere zeitliche und finanzielle Belastungen als ursprünglich angenommen. Zudem mußten die Langzeitplanungen der H.I.T.-Autoren fallengelassen werden, da geänderte personelle Voraussetzungen und interne Marketingstrategien der Sponsorfirma keine langfristigen Perspektiven für das H.I.T.-Programm eröffneten. Es wurde daher das Ziel der Kontinuität der Weiterbildung von Arzthelferinnen nicht erreicht, und Studien über Veränderungen in der Effizienz der Hochdruckbehandlung in H.I.T.-Praxen konnten nicht durchgeführt werden. Die Weiterbildung der Arzthelferinnen im H.I.T. muß jedoch infolge Fluktuation der Arzthelferinnen dauernd gewährleistet sein. Die dauernde

Mitarbeit der Ärzte und Arzthelferinnen muß durch attraktive Angebote (z.B. Zeitschriften, Seminare, unter Umständen Studien) gesichert werden. Die genannten firmeninternen Veränderungen der Interessenslage haben zu einer Übernahme des H.I.T.-Programmes durch einen anderen Sponsor geführt (Essex Pharma).

Zusammenfassung

Zur Zeit streben wir über einen geänderten Zugang unser Ziel einer besseren Versorgung der Hochdruckpatienten an. Es ist geplant, in den auch nach einer Zeit der Latenz interessierten Praxen Erfahrungen zu sammeln und dann einer größeren Anzahl von Praxen flächendeckend weiterzugeben, d.h. der ursprünglich "zentripetale" Weg soll durch einen "zentrifugalen" Zugang ersetzt werden. Seminare haben stattgefunden; eine Zeitschrift erscheint regelmäßig; eine Neufassung des Buches ist geplant; eine stärkere Einbeziehung der Praxisinhaber ist vorgesehen. Eine Ausweitung auf die ursprüngliche Zahl der teilnehmenden Praxen ist nicht geplant.

Literatur

1. Anlauf M, Hayduk K, Philipp Th (1986) Hypertonie, 2. Aufl. terramed communications, Überlingen

2. Dubach UC, Conen D (1984) Compliance des Arztes und Hypertonie (HT). Verh dtsch Ges Inn Med 90:93-94

3. Philipp Th, Anlauf M, Hayduk K (1984) Das Hochdruck-Informations-und Therapie-Programm. Münchn Med Wschr 126:849

4. Philipp Th, Anlauf M, Hayduk K (1984) Das Hochdruck-Informations-und Therapie-Programm. Therapiewoche 34:45

Patienten-Informationen: Gegenwärtiger Stand und zukünftige Ziele

U. Gleichmann und *D. Klaus*

Der Arzt ist heute wesentlich stärker als früher mit einer Vielzahl chronischer, meist lebenslanger Erkrankungen konfrontiert. Diabetes und arterielle Hypertonie sind hierfür gute Beispiele. Die Ausbildung der Ärzte für die Patienten-Information und -Motivation, die beide für die Behandlung von chronischen Erkrankungen wesentlich sind, ist derzeit ungenügend. Während jedoch beim Diabetes seit Jahren eine Patienten-Schulung und -Information erfolgreich betrieben wird, hat sich dieses Vorgehen für die Hypertonie noch nicht ausreichend eingeführt. Dabei ist allein akzeptiert, daß durch optimalen Einsatz der nicht-medikamentösen Therapie (sog. Allgemeinmaßnahmen) blutdrucksenkende Medikamente eingespart werden können oder sogar ganz auf sie verzichtet werden kann und daß beispielsweise durch Blutdruckselbstmessung durch den Patienten dieses Ziel leichter erreicht werden kann. Es ist das Ziel des vorliegenden Bandes, die in diesem Zusammenhang bestehenden Defizite aufzuzeigen, Ziele zu definieren und erprobte Wege der Information des Hypertonikers zu nennen. Es war an der Zeit, dieses Thema von seiten der Deutschen Liga zur Bekämpfung des hohen Blutdruckes systematisch zu behandeln.

Die vorliegenden Berichte zeigen deutlich, daß die Gruppenarbeit die adäquateste und ökonomischste Form der Patienten-Information ist. Erwachsenenbildung wird durch gemeinsames Lernen gefördert. Der Arzt muß jedoch Gruppenarbeit lernen, Kenntnisse über die Didaktik der Gruppenarbeit sind notwendig, die Information sollte standardisiert sein und erfaßbar für den Patienten aufgearbeitet werden. Reine

Wissensvermittlung ist unzureichend, es müssen Einsicht und Handlungskompetenz vermittelt werden, der Gruppenleiter sollte weder ein Lehrer-Typ, noch ein Fanatiker-Typ sein. Hierzu wurden viele praktische Anregungen gegeben. Eine gute Präsentation unter Wahrung der Wissenschaftlichkeit ist notwendig. Günstig wirkt sich ein gemeinsames Motto oder eine Parole aus, unter der das Thema behandelt wird.

Als Einstiegmotivation ist besonders der Bewegungsmangel und damit der Beginn mit sportorientierten Hochdruckgruppen zu erwähnen. Sport ist nicht mit dem Makel des Verzichtes auf Lebensqualität behaftet, sondern die Steigerung der Lebensqualität durch bessere Fitneß ist allgemein akzeptiert. Ein anderer Weg des Einstieges in die Gruppenarbeit sind das gelernte Bewältigungsverhalten und das Thema Streß-Bewältigung. Streß-Bewältigung in Gruppen zu erlernen, ist aufwendig und kann schwierig sein. Einige Erfahrungen können aber in Gruppenseminare leicht übernommen werden, wie z.B. die Ausgabe eines Ruhe-Wortes oder die Aufforderung zum ermutigenden Selbstgespräch. Gespräche sollen mit Schlüsselfragen beginnen, die nicht mit ja oder nein beantwortet werden können, sondern ein interaktives Fragen auslösen, indem der Patient seinen Wissensstand, seine Wünsche oder Hoffnungen schildert. Dabei ist die Motivationsstruktur der Teilnehmer zu berücksichtigen.

Zweifellos besteht auch bei der Gruppenarbeit die Gefahr, daß die Zweierbeziehung Arzt-Patient nicht genügend individualisiert oder durch gegenseitigen Frust gekennzeichnet ist. Nicht jeder Patient und nicht jeder Arzt sind für die Gruppenarbeit zu motivieren. Es war deshalb besonders wichtig, daß Erfahrungsberichte über Gruppentherapie nicht nur von klinisch tätigen Ärzten vorliegen, sondern auch von einem niedergelassenen Arzt gegeben wurden. Dadurch ließ sich klar zeigen, daß Gruppentherapie zu Hypertoniefragen in der Praxis machbar ist und erfolgreich sein kann. Gruppen-Seminare in der Praxis sollen Einzelthemen-orientiert sein, pro Seminar soll nur ein Thema abgehandelt werden, die Patienten sollen gezielt für dieses Thema ausgewählt werden. Informationskurse können nach entsprechender Schulung auch von Arzthelferinnen durchgeführt werden. Das gleiche gilt für Blutdruckmeßkurse. Eine Verbreitung der Patienten-Information durch Gruppenarbeit in der Praxis kann auf lange Sicht nur durch Verankerung in der Gebührenordnung erfolgen. Der Arzt sollte dann jedoch auch eine entsprechende Qualifikation zur Gruppenführung nachweisen, wie sie z.B. für ambulante Koronargruppen schon lange üblich ist.

Bei Arzt-Patienten-Seminaren zum Thema Bluthochdruck, wie sie erfolgreich mit mehreren hundert Teilnehmern - meist älteren, hochmotivierten Patienten - durchgeführt wurden, soll neben Informationen das Fragen im Vordergrund stehen. Die über-regionalen Arzt-Patienten-Seminare sollen keine Konkurrenz zur individuellen Information durch den Arzt darstellen, sondern durch Einbeziehung von niedergelassenen Ärtzen eine Starter-Funktion für die Durchführung von Gruppenseminaren in der Praxis haben.

Wichtig wird es für die Zukunft sein, die angeführten Wege zur Verbesserung der Compliance medikamentöser und nicht-medikamentöser Therapie der Hypertonie weiter wissen-schaftlich zu verfolgen, nicht zuletzt unter dem Gesichts-punkt der Kosten. Unter diesem Aspekt ist die Hochdruckstudie aus der DDR unter Einbeziehung von Kurkliniken besonders interessant.

Organisation von Gruppenseminaren in Klinik und Praxis für Bluthochdruck und andere kardiovaskuläre Risikofaktoren

Vorbemerkung

Eine gute Patienteninformation ist ein wesentlicher Schritt für die Patientenschulung und notwendige Voraussetzung für die erforderliche Mitarbeit des Patienten sowie für seine Therapietreue.

Gruppenseminare fördern die Arzt/Patientenbeziehung und verbessern somit insgesamt den Therapieerfolg. Sie sind ein wesentliches Angebot an die Patienten in Klinik und Praxis. Die Patienten erhalten hierdurch eine bessere Kenntnis über ihre Krankheit und deren Folgen und erwerben mehr Verständnis für die notwendigen diagnostischen und therapeutischen Maßnahmen.

Durchführung der Seminare

Die Seminare werden in der Praxis des niedergelassenen Arztes bzw. der Ärzte - ggf. mit Unterstützung einer Arzthelferin - durchgeführt, in der Klinik durch Assistenzärzte, ggf. unterstützt von technischem Hilfspersonal.

Gruppengröße - Einladung der Patienten

An einem Gruppenseminar in der Praxis sollten je nach Raumgröße etwa 20-25 Patienten teilnehmen. In der Klinik sollten nicht mehr als 30-40 Patienten in einem Seminar zusammengefaßt werden. Die Einladung sollte zunächst persönlich in der Sprechstunde erfolgen, möglicherweise ergänzt durch eine schriftliche Erinnerung. Die Bekanntgabe durch Aushang oder Plakat ist weniger günstig und effektiv.

Die Einladung der Patienten in der Klinik erfolgt durch wiederholte persönliche Ansprache.

Zusammensetzung der Gruppe

Schwerpunktmäßig sollten vor allem folgende Patientengruppen angesprochen werden:
- neuentdeckte Hypertoniepatienten, bei denen ein Wissen um den Risikofaktor Bluthochdruck sowie eine Krankheitseinsicht in der Regel nicht vorhanden sind
- Patienten mit schlecht eingestellter bzw. schwer einstellbarer Hypertonie
- Problempatienten, u.a. Patienten mit geringer Therapietreue, welche in der Gruppe eine höhere Motivation erfahren sollen
- Patienten, die die Blutdruck-Selbstmessung erlernen sollen

Für ältere Patienten (70 - 75 Jahre und älter) sind - wenn überhaupt - gesonderte Seminare sinnvoll.

Terminplanung

Der Termin sollte frühzeitig geplant und festgesetzt werden. In der Praxis dürfte der frühe Abend nach der Nachmittagssprechstunde am günstigsten sein, während in der Klinik der individuelle Tagesablauf berücksichtigt werden muß. Bei der Terminplanung für die Praxis sollten Ereignisse von übergeordnetem Interesse berücksichtigt werden (Fußballspiele, Tennisübertragungen usw.). Grundsätzlich sind Termine außerhalb der Urlaubszeit für derartige Seminare in der Praxis zu bevorzugen, also Herbst, Winter und Frühjahr. In der Klinik wäre es wünschenswert, wenn - wie der Diätunterricht für Diabetespatienten - derartige Seminare regelmäßig über das ganze Jahr verteilt angeboten würden.

Vorbereitung der Seminare

Anhand des Liga-Leitfadens können Klarsichtfolien für einen Overheadprojektor hergestellt werden. In gleicher Weise können auch Diapositive erstellt oder aber auch Fotokopien aus dem Leitfaden an die Patienten verteilt werden.

Die Deutsche Liga zur Bekämpfung des hohen Blutdruckes stellt für die Durchführung derartiger Patientenseminare u.a. folgende Hilfsmittel zur Verfügung:
- Leitfaden über Bluthochdruck und kardiovaskuläre Risiko- faktoren
- Diapositiv-Mappe (24 Diapositive) aus dem Leitfaden, leih- weise zu beziehen oder käuflich zu erwerben (DM 100,--)
- Blutdruckpässe
- Broschüre "Hochdruck, ein Lebensschicksal"
- Broschüre "Einführung in die Blutdruckmessung"
- Zeitschrift "Blutdruck aktuell"
- Broschüre "Ernährung bei Bluthochdruck, Herz- und Gefäß- krankheiten - Nahrungsmitteltabellen für Brennwert, Cholesterin und Kochsalz"

Sämtliche Tabellen sind erhältlich bei der Deutschen Liga zur Bekämpfung des hohen Blutdrucks, Postfach 10 20 40, 6900 Heidelberg 1.

Rücksprache und individuelle Beratung durch:
Frau Dr. med. S. Gleichmann, Tel. 05731/91998
Prof. Dr. med. D. Klaus, Tel. 0231/54221760
Prof. Dr. med. F.W. Lohmann, Tel. 030/6004-2012 bzw.
privat 030/8118919

Vorbereitung des Arztes bzw. der Arzthelferin für das Seminar

Ein vorangehendes Studium des Leitfadens "Hochdruck und
kardiovaskuläre Risikofaktoren" sowie der anderen Ligamate-
rialien ist empfehlenswert. Sinnvoll ist auch die Bereitstellung von Blutdruckmeßgeräten (sowohl mit Stethoskop als
auch ein elektronisches Gerät) zur Demonstration und Einwei-
sung in die Blutdruckselbstmessung.

Seitens der pharmazeutischen Industrie werden Videobänder
über Bluthochdruck angeboten. Gerade zur Blutdruckselbstmessung kann ein derartiges Videoband eine gute Vorbereitung
sein. Diese Materialien sollten aber vom Arzt zuvor kritisch
gesichtet werden, um sich von der Güte der Darstellung zu
überzeugen. Der Eindruck einer Abhängigkeit von der
pharmazeutischen Industrie oder eines Präparate-bezogenen
Werbeeffektes sollte vermieden werden.

Ablauf des Seminars

Das Seminar kann für einen einzigen Tag mit etwa zweistün-
diger Dauer geplant werden:
- **Begrüßung** der Teilnehmer, ggf. gegenseitige Vorstellung
  der Patienten in der Praxis (in der Klinik individuelles
  und situationsbezogenes Vorgehen)
- **Vorführung eines Videofilmes** über Bluthochdruck (fakulta-
  tiv)
- **Referat des Arztes** von höchstens 20 Minuten Dauer, ggf.
  mit 10 - 15 Folien bzw. Diapositiven oder Kopien. Das
  Referat kann sich auf alle wichtigen Hochdruckprobleme
  beziehen oder schwerpunktmäßig nur ein Thema behandeln
  wie z.B. Hochdruck als Risikofaktor, Blutdruckselbstmessung oder Leben mit dem Hochdruck (Allgemeinmaßnahmen).
- Wesentlich ist, daß ausreichend Zeit für die **individuellen**

Fragen und Probleme der Patienten zur Verfügung steht.
- Die Vorführung einer Blutdruckselbstmessung mit verschiedenen Geräten und anschließender Übung durch die Patienten ist unbedingt zu empfehlen.

Insgesamt sind der individuellen Vielfalt der Gestaltung des Seminars keine Grenzen gesetzt.

Unabdingbare Inhalte des Seminars bzw. der Seminare

1) Hochdruck als Risikofaktor:
   Blutdrucknormalwerte, Ursachen des erhöhten Blutdrucks, Folgen des hohen Blutdruckes. Weitere Risikofaktoren für Herz und Kreislauf, insbesondere Nikotinkonsum und Fettstoffwechselstörungen, Sinn und Möglichkeiten diagnostischer Maßnahmen bei arterieller Hypertonie.

2) Leben mit Bluthochdruck:
   Allgemeinmaßnahmen zur Behandlung des erhöhten Blutdrucks, insbesondere Vermeidung bzw. Abbau von Übergewicht (Definition des Normalgewichts, fdH-Diät u.ä.), Kochsalzbeschränkung auf 5-6 g/Tag, insbesondere Erörterung kochsalzreicher Nahrungsmittel, Bedeutung des Alkoholkonsums für arterielle Hypertonie und Erläuterung der Notwendigkeit, den Alkoholkonsum auf täglich etwa 30 g zu reduzieren. Notwendigkeit der Nikotinabstinenz, Beschränkung der täglichen Cholesterinzufuhr mit der Nahrung. Begründung, warum Pflanzenfette den tierischen Fetten vorzuziehen sind und wie insgesamt eine sinnvolle Ernährung in dieser Hinsicht zu gestalten ist. Welche Sportarten darf der Hypertoniepatient betreiben? Möglichkeiten der Streßbewältigung.

3) Medikamente bei Bluthochdruck:
   Medikamentöse Hochdrucktherapie: 4 Wirkgruppen (Diuretika, Betablocker, Kalziumantagonisten, ACE-Hemmer bzw. Vasodilatoren allgemein).

Therapiekontrolle durch den Hausarzt bzw. durch Blutdruckselbstmessung
Warum bedeutet Hochdrucktherapie in der Regel Langzeit-
oder gar Dauertherapie?
4) Blutdruck-Selbstmessung

Kontrolle des Behandlungserfolges in der Praxis

Wünschenswert ist die Verteilung eines Fragebogens vor dem
ersten Seminar und nach Durchführung der Seminare bzw. zu
einem späteren Zeitpunkt. Hierzu können von der Deutschen
Liga zur Bekämpfung des hohen Blutdruckes Musterfragebögen
angefordert werden. Selbstverständlich können auch Fragebögen
selbst entworfen werden. Dabei sollte auch nach
Verbesserungsvorschlägen bzw. Wünschen der Patienten gefragt
werden.

Winter 1989/1990

Für die Sektion Patienteninformation der Deutschen Liga zur
Bekämpfung des hohen Blutdruckes:
Frau Dr. med. S. Gleichmann
Prof. Dr. med. D. Klaus
Prof. Dr. med. F.W. Lohmannn